Lea Beck-Hiestermann

Sorg gut für dich im Wochenbett

Lea Beck-Hiestermann

Sorg gut für dich im Wochenbett

Dein psychologischer Begleiter durch die Höhen und Tiefen nach der Geburt

BELTZ

MIX
Papier | Fördert gute Waldnutzung
FSC® C089473
FSC www.fsc.org

Dieses Buch ist erhältlich als:
ISBN 978-3-407-86822-0 Print
ISBN 978-3-407-86823-7 E-Book (EPUB)

1. Auflage 2024

Lektorat: Dr. Daniela Gasteiger, München; Dorothea Bühler
Einbandgestaltung: FAVORIT Büro, München
Bildnachweis: © AleksandarNakic/GettyImages

Innenlayout: Anja Kappes, anjagrimmgestaltung.de
Herstellung: Sarah Veith
Satz: Publikations Atelier, Weiterstadt
Druck und Bindung: Beltz Grafische Betriebe, Bad Langensalza
Beltz Grafische Betriebe ist ein klimaneutrales Unternehmen (ID 15985-2104-100).
Printed in Germany

Weitere Informationen zu unseren Autor:innen und Titeln
finden Sie unter: www.beltz.de

Inhalt

Disclaimer

Die Inhalte dieses Buches dienen ausschließlich zu Informationszwecken und ersetzen keine Therapie. Genannte Symptome dürfen nicht als Grundlage zur eigenständigen Diagnose verwendet werden.
Die ausgewählten Übungen dieses Buches sind zwar therapeutisch, jedoch handelt es sich nicht um Therapie. Dieses Buch versteht sich als Hilfe zur Selbsthilfe. Bitte konsultiere bei starken gesundheitlichen Beschwerden immer zunächst deinen Arzt.
Am Ende des Buches und im Anhang findest du eine Übersicht von Notfallnummern, Selbsthilfegruppen und Strategien zur Therapieplatzsuche.

Warum dieses Buch?

Liebe Mama,

deine Reise in die Mutterschaft ist eine der außergewöhnlichsten und prägendsten Erfahrungen in deinem Leben. Sie ist voller Entdeckungen, unerwarteter Wendungen und tiefgreifender Veränderungen. Um emotional gestärkt in diese Reise zu starten und deine Mutterschaft bewusst leben zu können, ist deine psychische Gesundheit nach der Geburt deines Kindes entscheidend.

Denn genau wie der Körper muss auch die Psyche nach der Geburt heilen. In der Zeit des Wochenbetts, in der sich das meiste um das Baby dreht, ist es besonders wichtig, auf dich selbst zu schauen und gut für dich zu sorgen. So wichtig, dass der Titel dieses Buches danach benannt ist: *Sorg gut für dich*! Denn nur, wenn es dir gut geht, kannst du auch gut für dein Baby sorgen.

Als Autorin und Psychotherapeutin habe ich die Bedeutung der Selbstfürsorge für Mütter in der Zeit nach der Geburt immer wieder erlebt. *Sorg gut für dich* ist mehr als eine Phrase; es ist ein wesentlicher Bestandteil deiner Reise als Mutter. Dieses Buch soll dir dabei helfen, die Balance zwischen der Fürsorge für dein Baby und der Fürsorge für dich selbst zu finden. Es ist eine Anleitung, wie du in dieser intensiven Zeit deines Lebens auch deine eigenen Bedürfnisse nicht aus den Augen verlierst.

Denn nicht alle Frauen können die Zeit nach der Geburt gleichermaßen genießen. Manchmal ist diese Phase emotional herausfordernd und verläuft anders, als du es dir vorgestellt hast. Mit diesen Gefühlen bist du nicht allein. Dabei ist das Spektrum sehr breit: Es reicht von Stimmungsschwankungen, die sehr viele Frauen erfahren, über den Babyblues bis hin zu einer postpartalen psychischen Erkrankung, die etwa jede fünfte Mutter erlebt. Das kann beispielsweise eine postpartale Depression sein, die sich in einer anhaltenden Traurigkeit, Schuldgefühlen und Versagensängsten als Mutter äußert und somit für Betroffene sehr quälend sein kann.

Leider bleiben diese Erkrankungen in unserem Gesundheitssystem oft unerkannt und damit unbehandelt. Gründe dafür gibt es viele. Einer davon ist das anhaltende Tabu, über negative Emotionen nach der Geburt zu sprechen. Aber warum ist das so?

Eine große Rolle spielt der gesellschaftliche Druck, von dem unrealistische Erwartungen an Mütter ausgehen. Wie viele beigefarbene Instagram-Posts kennst du, in denen eine frischgebackene Mutter vor Liebe überquillt? Vermutlich viele. Genau diese Botschaften setzen Maßstäbe und schaffen, da sich viele Frauen damit vergleichen, ein völlig verklärtes Bild von Mutterschaft.

Die Realität ist aber: Viele Mütter fühlen sich nicht gut und haben mit Problemen zu kämpfen – der Angst, keine gute Mutter zu sein, Schwierigkeiten beim Bindungsaufbau mit dem Baby, vermehrtem Streit mit dem Partner, Unsicherheit wegen ihres Körpers, der Sexualität … Die Liste lässt sich ewig fortsetzen.

Wegen des idealisierten Mutterbilds zögern viele Frauen nun, von ihren negativen Emotionen zu erzählen. Sie schämen sich und fühlen sich schuldig, die allermeisten halten ihre Stimmung für ein selbst gemachtes Problem. »Ich muss mich doch nur mal richtig zusammenreißen!« oder »Wenn ich mich nur endlich richtig freuen könnte, wäre doch alles wieder gut!« sind typische Sätze.

Du liest immer mehr über psychische Erkrankungen, und das ist ein Schritt in die richtige Richtung. Bisher sprechen wenige Rollenvorbilder offen über diese Themen. Doch die Zeiten ändern sich, und immer mehr Mütter teilen ihre Erfahrungen. Die psychische Gesundheit rückt auch für sie zunehmend in den Fokus. Das Zitat der Schriftstellerin Gertrud von le Fort bringt eine Erkenntnis auf den Punkt, die längst viel stärker hätte ins Bewusstsein rücken müssen: »Geboren wird nicht nur das Kind durch die Mutter, sondern auch die Mutter durch das Kind.«

Vielleicht fragst du dich jetzt: Wie genau sorge ich eigentlich gut für mich selbst als Mutter? Was genau sind denn meine Ressourcen und wie kann ich sie aufbauen? Wie machen sich diese postpartalen psychischen Erkrankungen überhaupt bemerkbar? Wann brauche ich Hilfe und wann wird es von allein besser? Das Buch liefert dir Antworten auf diese Fragen.

Für den Einstieg ist für dich vor allem wichtig zu wissen: Die psychische Umstellung nach der Geburt deines Kindes ist ein großer biografischer Einschnitt und kann herausfordernd sein. Die zwei bis drei Monate, die man allgemein für das Wochenbett beziehungsweise die Postpartalzeit rechnet, bist du damit – mindestens – gut beschäftigt, und es ist in Ordnung, wenn du dich nicht sofort nach der Geburt in deinem Element fühlst. Es ist auch in Ordnung, um Hilfe zu bitten, sei es deinen Partner, deine Familie oder auch professionelle Fachkräfte wie Hebammen und Psychologen.

Leider kann es vorkommen, dass die postpartale Betreuung nicht immer so umfassend und unterstützend ist, wie sie sein sollte. Genau diese Lücke möchte ich mit diesem Buch zumindest teilweise schließen. Stell es dir als Reiseführer auf deinem spannenden Weg in die Mutterschaft vor. Ich habe es geschrieben, damit du dich in der Schwangerschaft umfassend auf die Zeit nach der Geburt vorbereiten kannst – insbesondere auf die psychischen Herausforderungen, um gestärkt in die Mutterrolle zu starten.

Aber auch wenn du bereits im Wochenbett bist und merkst, dass nicht alles so läuft, wie du dachtest, soll dieses Buch für dich eine schnelle und verlässliche Unterstützung sein. Es ist so konzipiert, dass es dich auf jeder Etappe deiner Mutterreise begleitet. Von den ersten Schritten der Mutterschaft bis hin zur Identitätsfindung als Mutter – dieses Buch ist ein Wegweiser, der dir hilft, die verschiedenen Stationen und Herausforderungen dieser besonderen Reise zu meistern.

Denk daran, dass jede Reise ihre eigenen Herausforderungen und Überraschungen mit sich bringt. So ist es auch mit der Reise in die Mutterschaft. Es gibt Momente des Glücks und der Freude, aber auch Zeiten der Unsicherheit und des Zweifels. Dieses Buch soll dir helfen, dich auf all diese Momente vorzubereiten, und dir Werkzeuge an die Hand geben, um sie zu bewältigen. Du bist nicht allein auf deinem Weg, und es ist normal, Unterstützung zu suchen und anzunehmen.

Wenn es in akuten Fällen mal schnell gehen muss: Du brauchst das Buch nicht von vorne bis hinten zu lesen, sondern jedes Kapitel steht für sich. Du kannst also direkt zu dem Aspekt blättern, der dich interessiert: Sei es das Gefühl der fehlenden Bindung zum Kind, Partnerschaftsprobleme, Abgrenzungsschwierigkeiten zu übergriffigen Familienangehörigen oder die Frage, ob es noch der Babyblues ist oder schon eine postpartale Depression.

Was erwartet dich in den einzelnen Kapiteln? Du findest dort jeweils kompakte, wertvolle Informationen – denn Wissen und Verständnis für dich sind der Schlüssel, um dir selbst helfen zu können oder Hilfe zu suchen. Doch es geht noch einen Schritt weiter: Ich gebe dir auch konkrete Hilfestellungen wie praktische Übungen, Checklisten, Reflexionsfragen und Fragebögen, die dir helfen, innezuhalten und dich mit deinen Gefühlen auseinanderzusetzen.

Und für den Fall, dass du mehr brauchst? Auch daran habe ich gedacht. Hilfestellungen und Anleitungen zeigen dir den Weg zu weiterer Unterstützung, wenn du sie benötigst: Ansprechpartner, die dir weiterhelfen können, mit postpartalen Stimmungskrisen und Herausforderungen umzugehen. Im Anhang findest du einen genauen Fahrplan, wie du an psychotherapeutische Hilfe kommst, Hinweise für Notfälle sowie eine Sammlung von Anlaufstellen, Hilfezentren und nützlichen Adressen und Telefonnummern.

Die Zeit nach der Geburt kann genauso prägend sein wie die Geburt selbst. Du verdienst es, diese Zeit rückblickend als eine schöne Phase in deinem Leben zu empfinden. Deine psychische Gesundheit hat genauso viel Gewicht wie deine körperliche, denn eine glückliche und ausgeglichene Mutter ist das Beste, was einem Kind passieren kann.

Diese Reise in die Mutterschaft ist deine eigene, ganz individuelle – eine Reise, die Mut, Stärke und Selbstfürsorge erfordert. Sie ist eine gute Gelegenheit, deine Selbstwirksamkeit zu entdecken und zu stärken, gerade in Zeiten, in denen du vielleicht Gefühle wie Hilflosigkeit und Abhängigkeit empfindest. Lass uns gemeinsam diese Reise antreten und die Weichen für eine erfüllte und gesunde Mutterschaft stellen.

Kapitel 1

Die Postpartalzeit als Übergang

In diesem Kapitel erfährst du:

- was die Postpartalzeit ist und wie lange sie andauert,
- was du bei negativen Gefühlen und belastenden Geburtserfahrungen tun kannst und
- wie du mit Besuchsanfragen und Unterstützung aus der Familie umgehst.

Heilung für Körper und Psyche

In der Zeit nach der Geburt geschieht bei dir unglaublich viel, denn du durchlebst eine intensive Phase der Anpassung: Du erholst dich von der Geburt, findest in deine Rolle als Mutter und navigierst durch die vielen Veränderungen, die diese Zeit begleiten – sowohl auf körperlicher, hormoneller als auch emotionaler Ebene.

Diese Veränderungen können wunderschön sein: das erste Lächeln deines Babys, das tiefe Gefühl der Verbundenheit, wenn du es im Arm hältst, die ersten Male, wenn es nach dir greift oder Laute von sich gibt. Solche Momente sind unbeschreiblich und füllen das Herz mit unermesslicher Freude und Stolz. Aber ebenso kann es für dich überwältigend sein, dich an den Schlafmangel zu gewöhnen oder dich ständig um das Wohlergehen deines Babys zu sorgen. Um diesen Spagat wird es in den folgenden Kapiteln immer wieder gehen.

Hier schauen wir uns zunächst an, was die Postpartalzeit eigentlich genau ist. Ich beschreibe auch die für dich vielleicht überraschenden Gefühle und Stimmungen, die du wahrscheinlich schon ganz am Anfang erlebst. Außerdem zeige ich dir, warum du die Geburt gut verarbeiten und über belastende Erlebnisse sprechen solltest – und wie du Unterstützung aus der Familie, wenn sie dir zur Verfügung steht, gut organisierst.

Die Postpartalzeit, auch als Wochenbett bezeichnet, beschreibt die Phase unmittelbar nach der Geburt deines Kindes. Das Mutterschutzgesetz in Deutschland sieht dafür acht Wochen vor (§ 3 ff.), ebenso wie in Österreich. In der Schweiz sind es vierzehn Wochen. Medizinisch betrachtet bedeutet die Postpartalzeit die Rückbildung der anatomischen und physiologischen Veränderungen, die du während der Schwangerschaft und Geburt durchlebt hast.

In den USA nennt man die Postpartalzeit oft das vierte Trimester. Es umfasst die ersten drei Monate nach der Geburt und knüpft an die in drei Trimester unterteilte Schwangerschaft an. Dieses Konzept soll dir helfen zu verstehen, wie intensiv die Zeit nach der Geburt für dich und dein Baby ist und dass die acht Wochen beispielsweise nach dem deutschen Mutterschutzgesetz eben nicht ausreichen, um zu heilen.

Liegt man im Wochenbett eigentlich nur im Bett?

Über das Wochenbett herrscht oft das Missverständnis, dass du in dieser Zeit ausschließlich im Bett liegst. Tatsächlich ist es eine Phase, in der die körperliche und emotionale Erholung der Mutter im Vordergrund steht. Das kann aber unterschiedlich aussehen.
Während Ruhe wichtig ist, vor allem in den ersten Tagen nach der Geburt, umfasst das Wochenbett auch die Zeit, in der du langsam wieder Aktivitäten aufnimmst, die sich richtig und angenehm anfühlen. Es geht darum, auf deinen Körper zu hören und ihm die Zeit zu geben, die er braucht, um zu heilen. Für manche Frauen bedeutet das viel Ruhe im Bett, für andere kann es heißen, sich mit leichten Spaziergängen oder sanften Bewegungen zu beschäftigen.
Das Wochenbett ist deine persönliche Erfahrung und sollte individuell gestaltet werden, um deinen Bedürfnissen und deinem Wohlbefinden gerecht zu werden.

Als groben Orientierungsrahmen für die Dauer der Postpartalzeit kannst du etwa drei Monate rechnen. Eine genaue Zeitspanne festzulegen, ist jedoch schlichtweg nicht möglich. Jede Frau erlebt diese Zeit anders, und die Dauer der Anpassung kann stark variieren. Dein Leben kehrt nach der Geburt nicht einfach zu einem »früheren« Zustand zurück. Vielmehr erlebst du einen neuen Anfang, der sowohl dein Leben als auch deinen Körper für immer verändert.

Die Postpartalzeit ist nur ein Teil einer viel größeren Wandlung. Während einige deiner Körperfunktionen bis zu sechs Monate für die Rückkehr in den Normalzustand benötigen, kann dein psychischer Anpassungsprozess bis zu einem Jahr oder länger dauern. Darüber hinaus zeigen Studien, dass dein Gehirn nach der Geburt permanent verändert ist, was die tiefgreifende und langfristige Natur dieser Transformation unterstreicht. Viele Frauen erleben, dass auch ihr Körper sich verändert hat, etwa die Körperform, oder sie haben anhaltende körperliche Empfindungen oder neue Narben.

Das Ende der Postpartalzeit ist also nicht das Ende der Veränderungen, sondern eher ein Übergang in eine neue Lebensphase. Für manche Frauen kann dieser Übergang eine bewusste Entscheidung sein, während er für andere ein allmählicher Prozess ist. Jede Frau erlebt die Passage anders, aber das übergeordnete Konzept bleibt: Das Leben nach der Geburt ist ein neues Kapitel, das eigene Herausforderungen und Freuden mit sich bringt – es ist eine Reise, die ständige Entwicklung erfordert.

Stimmungskrisen und negative Gefühle

Viele Mütter empfinden die Zeit nach der Geburt positiv, sie kann aber auch mit einer Mischung aus positiven und negativen Gefühlen einhergehen. Jetzt liegt da das süße Baby neben dir, und du hast ein schlechtes Gewissen, dass du nicht permanent vor Glück überquillst?

Mit solchen Empfindungen bist du nicht allein. 64 Prozent aller Mütter erleben in den ersten sechs Wochen nach der Geburt negative Gedanken und Gefühle. Viele Frauen berichten von Erschöpfung aufgrund des Schlafmangels, Traurigkeit, Ängsten, Sorgen oder Selbstzweifeln. Dabei wurden alle Mütter untersucht, nicht nur depressive, was zeigt, dass das Phänomen sehr weit verbreitet ist. **Deshalb ist es wichtig, Stimmungskrisen und negative Gefühle zu normalisieren.**

Deine Gefühle können in der Postpartalzeit zudem oft stärker sein, als du das von dir gewohnt bist. Dein Hormonhaushalt stellt sich nach der Geburt um, und das kann deine Emotionen beeinflussen (mehr dazu, besonders auch zum Babyblues als eine zeitlich begrenzte Form der Stimmungsschwankungen, findest du in den Kapiteln 2 und 3).

Geburten werden medial oft sehr positiv dargestellt. Für viele Frauen ist es ein Lebensziel, Mutter zu werden. Das führt zu großen Erwartungen und kann es für dich schwierig machen, Enttäuschungen oder negative Gefühle zu akzeptieren – vor allem, wenn Geburt und Wochenbett nicht so verlaufen, wie du es dir vorgestellt hast.

Der Druck, der dadurch entstehen kann, führt bei vielen Frauen zu dem Gefühl, etwas »falsch gemacht« zu haben. Das kann sich auf verschiedene Aspekte beziehen. Vielleicht fragst du dich, ob du während der Schwangerschaft oder Geburt die richtigen Entscheidungen getroffen hast. Oder du bist unsicher, ob du emotional und physisch in der Lage bist, die Bedürfnisse deines Neugeborenen zu erfüllen. Möglicherweise hast du Zweifel, die Balance zwischen Mutterschaft und anderen Lebensbereichen finden zu können.

Solche konkreten Sorgen verdeutlichen, wie komplex und vielschichtig deine Emotionen nach der Geburt sein können und warum es so bedeutsam ist, Unterstützung und Verständnis für diese Gefühle zu finden. Es ist vollkommen okay, wenn du nach der Geburt Gedanken hast wie: »Ein Kind zu bekommen, ist nicht so toll, wie ich es mir vorgestellt habe«, »Wenn mit meinem Baby etwas nicht in Ordnung ist, ist es meine Schuld«, »Ich sollte mich nicht so fühlen, wie ich es tue« oder »Ich muss allen zeigen, dass ich zurechtkomme«.

Reflexionsfragen

- Welches Bild hast du von einer Geburt im Kopf und vor allem von der Zeit danach?
- Was denkst du, ist in dieser Zeit »normal«?
- Welche Gefühle sind legitim?
- Was denkst du, wie viele Mütter auch negative Gefühle haben?

Viele Frauen durchleben zudem eine Trauerphase, in der sie das Ende ihres alten Lebens verarbeiten. Die Freiheiten und Unabhängigkeiten, die sie vor der Geburt genossen haben, scheinen nun verloren zu sein. Hinzu kommt oft der Neid auf den Partner, der zur Arbeit geht und damit eine Form von Normalität und sozialen Kontakten außerhalb des Zuhauses erlebt.

Die große Lebensumstellung, jetzt rund um die Uhr für ein kleines Wesen verantwortlich zu sein, verstärkt diese Gefühle vielleicht. Deine neue Verantwortung kann überwältigend für dich sein, besonders wenn das Baby unruhig ist und die Ursachen dafür unklar sind. Das Rätselraten und die Sorgen, warum das Baby weint, schlecht schläft oder schwer zu beruhigen ist, können bei dir weitere Selbstzweifel auslösen.

Diese Gedanken und damit einhergehende Stimmungskrisen gehören zu deiner Mutterreise bis zu einem gewissen Grad dazu. Die Symptome der post-

Übung: Gefühlslandkarte

Mit der Gefühlslandkarte kannst du deine Emotionen erkunden. Indem du deine persönliche Landkarte gestaltest, gewinnst du einen besseren Überblick über deine Gefühle und kannst diese mit anderen zu teilen. So kann auch ein schönes Erinnerungsstück an diese intensive Zeit entstehen.

- **Materialien vorbereiten:** Lege dir Papier, Stifte, Marker und andere kreative Materialien zurecht, und sorge für genügend Platz.
- **Einführung:** Mache dir bewusst, dass es darum geht, deine aktuellen Emotionen zu erkunden und sie auf einer visuellen Landkarte darzustellen, ohne sie zu bewerten. Alles darf sein.
- **Emotionale Kategorien festlegen:** Teile deine Landkarte in verschiedene emotionale Kategorien ein wie Glück, Traurigkeit, Ängste, Hoffnungen und Stress. Dies ermöglicht eine strukturierte Erfassung verschiedener Emotionen.
- **Gestaltung der Landkarte:** Gestalte nun deine persönliche Gefühlslandkarte. Du kannst dafür Zeichnungen, Symbole, Farben oder Worte verwenden. Jede emotionale Kategorie sollte auf der Landkarte repräsentiert sein.
- **Reflexion:** Nachdem die Landkarte gestaltet ist, nimm dir Zeit, deine Kreation zu betrachten und zu reflektieren.
- **Teilen:** Wenn du möchtest, kannst du die Gefühlslandkarte mit deinem Partner oder einer anderen vertrauten Person teilen und über deine Erfahrungen sprechen.

partalen Depression gehen über diese Gedanken jedoch weit hinaus. Das heißt: Das reine Vorhandensein negativer Gedanken bedeutet nicht, dass du eine postpartale Depression hast. Die genaue Unterscheidung liest du in Kapitel 3.

Belastende Geburtserlebnisse verarbeiten

Ein wichtiger Schritt auf dem Weg in eine gute postpartale Zeit ist, dass du die Geburt verarbeitest. Die Art und Weise, wie du sie erlebt hast, kann von vielen Faktoren abhängen, etwa von der Interaktion mit dem medizinischen Personal. Wurdest du durch ermutigende Worte bestärkt oder mit Sätzen wie »Die Frauen von heute stellen sich alle so an« abgewertet? Gab es Interventionen wie ein nicht gewünschter Dammschnitt oder ein Kristeller-Manöver? Auch unerwartete Wendungen im Geburtsverlauf (»Die Herztöne fallen ab«) oder sogar Notsituationen (»Wenn wir nicht sofort einen Kaiserschnitt machen, stirbt Ihr Baby!«) können dein Geburtserlebnis prägen.

Wie du die Geburt empfindest, ist subjektiv. Die Deutungshoheit darüber, wie du die Ereignisse erlebt hast, liegt ganz bei dir. Das bedeutet auch, dass niemandem eine (Ab-)Wertung deiner Erfahrungen zusteht.

Die Phase der Geburtsverarbeitung steht am Anfang der postpartalen Zeit und kann diese stark beeinflussen. Zum Beispiel kann es für dich nach einem Kaiserschnitt schwierig sein, sofort eine starke Bindung zu deinem Baby aufzubauen oder mit dem Stillen zu beginnen. Viele Mütter machen sich dann (völlig zu Unrecht) Vorwürfe und fühlen Scham oder Schuld. Mehr zur Bindung, auch nach einem Kaiserschnitt, findest du in Kapitel 2.

Es ist auch nicht ungewöhnlich, wenn du enttäuscht bist, dass die Geburt nicht so verlaufen ist, wie du es dir gewünscht hast. Manchmal können Wutgefühle aufkommen – sei es gegenüber dem medizinischen Personal, dir selbst oder sogar deinem Baby. Viele Mütter teilen ähnliche Erfahrungen.

Auch nicht traumatische Geburten müssen verarbeitet werden. Ein Kind auf die Welt zu bringen, ist fast immer eine körperliche Grenzerfahrung und etwas Besonderes. Die meisten Frauen erleben das nur wenige Male im Leben.

Der oft gehörte Satz »Wenn du das Baby im Arm hältst, ist alles vergessen« kann stimmen – muss aber nicht. Auf jeden Fall ist eine Geburt ein großer Einschnitt im Leben und wahrscheinlich auch eine Situation, an die du häufig in deinem Leben zurückdenken wirst. Deshalb möchte ich dich ermutigen, dir Zeit zu nehmen, deine Gefühle und Erlebnisse zu verarbeiten – sei es, indem du einen persönlichen »Brief über die Geburt« verfasst oder Gespräche mit dem Partner, vertrauten Menschen oder deiner Hebamme führst. Indem du über das Erlebte sprichst oder schreibst, verleihst du ihm im wahrsten Sinne Worte und machst es verstehbarer. Das wiederum hilft dir, deine Erfahrungen in deine Biografie einzuweben und gut für dich abzuschließen.

Übung: Brief über die Geburt

Schreibe einen Brief, um alle Emotionen rund um dein Geburtserlebnis ausdrücken, reflektieren und verarbeiten zu können. Es gibt keine Vorgaben für den Brief. Du kannst ihn dir selbst, deinem Vergangenheits-Ich, deinem Baby oder wem auch immer schreiben. Konzentriere dich auf die ehrliche und authentische Darstellung deiner persönlichen Erfahrung. Es geht darum, die emotionalen Höhen und Tiefen, Ängste, Freuden und weitere Aspekte der Geburt festzuhalten – ob in Gedanken, Sätzen, Listen oder Gedichten, ganz so, wie es für dich am besten passt.

Traumatische Geburten

Eine Geburt kann traumatisch sein und sich negativ auf deine psychische Gesundheit auswirken. Wenn du das Gefühl hast, dass du ein Geburtstrauma erlebt hast, sprich darüber, und suche dir Unterstützung. Ein Trauma ist eine seelische Verletzung. Man spricht auch von einer tiefgreifenden und überwältigenden Erfahrung, die eine Person körperlich, emotional oder psychisch verletzt und nachhaltige Auswirkungen auf ihr Wohlbefinden hat. Traumatische Ereignisse werden oft als außergewöhnlich belastend wahrgenommen und übersteigen die normalen Bewältigungsfähigkeiten einer Person.

Neben klassischen Traumatisierungsauslösern wie Unfällen oder sexuellen Übergriffen kann auch eine Geburt ein solcher sein. Diese Ereignisse haben alle gemeinsam, dass sie eine außergewöhnliche Bedrohung darstellen und Verzweiflung, Angst und Hilflosigkeit verursachen können. Das Besondere an der Geburt ist, dass es dabei sowohl um deine körperliche Unversehrtheit gehen kann als auch um die deines Kindes.

Übung: Fünf Sinne

Akute Unterstützung in schwierigen Situationen kann dir folgende kurze Übung bieten. Es geht darum, deine Aufmerksamkeit ganz auf das Hier und Jetzt zu lenken. Das kann Gedankenkreisen oder Angstattacken unterbrechen, entspannend wirken und dir helfen, dich wieder im Raum zu orientieren. Bei der 5-4-3-2-1-Übung konzentrierst du dich bewusst auf das Außen. Wenn dein Gehirn auf die Wahrnehmung von Sinneseindrücken fokussiert ist, bleibt wenig Kapazität für Grübel- oder Angstgedanken übrig.

- 5 – Zähle fünf Dinge auf, die du sehen kannst.
  (Tapete, Teppich, Hand, Schuhe …). Du kannst sie innerlich (oder laut) benennen. Schau dir jedes Ding für eine Weile an.
- 4 – Spüre oder berühre vier Dinge.
  Nimm jede einzelne Sache mit den Händen oder Fingern bewusst wahr.
- 3 – Zähle drei Dinge auf, die du hören kannst.
- 2 – Benenne zwei Dinge, die du riechst.
- 1 – Suche dir ein Ding, das du schmecken kannst.

Etwa 20 Prozent aller Frauen erleben die Geburt als traumatisch. 12,5 Prozent von ihnen erfahren eine traumatische Stressreaktion, und 3 bis 5 Prozent entwickeln eine psychische Erkrankung, zumeist eine Posttraumatische Belastungsstörung. Typische Symptome sind das Gefühl, wie in Alarmbereitschaft zu sein, plötzlich einschießende Bilder, Sequenzen oder Albträume über das traumatische Erlebnis, lückenhafte Erinnerungen an die Geburt oder eine starke Ablehnung, über das Geburtsereignis sprechen zu wollen.

Hilfreich, um ein Geburtstrauma zu verarbeiten, ist eine Nachbesprechung mit einer Hebamme oder einer Fachperson, um die Ereignisse aus fachlicher Sicht zu betrachten. Auch dein Partner kann, wenn er bei der Geburt dabei war, eine wertvolle »Zweitmeinung« bieten.

Kinderwunsch-Änderung

Manche Mütter vermeiden Sexualität oder können diese nicht als lustvoll empfinden, weil sie Angst vor einer weiteren Schwangerschaft haben. Das zeigt sich auch in der Kinderwunsch-Änderung aufgrund der letzten erlebten Geburt. Etwa 10 Prozent der Frauen benennen klar, dass sie vor der Geburt weitere Kinder wollten, nach der Geburt jedoch keine mehr. Das ist oft bei Müttern der Fall, die schwere Geburtsverletzungen (psychische oder physische) erlebt haben. Dazu zählen unter anderem Frauen mit Geburtstrauma.

Hier ist oft die Angst vor erneutem Hilflosigkeitsgefühl, Kontrollverlust oder Wiederholung des Erlebten bestimmend.

Aber: Es gibt Hilfe, etwa psychotherapeutische oder Selbsthilfegruppen. Diese Unterstützung ist unverzichtbar, denn in den wenigsten Fällen löst sich ein schwerwiegendes Ereignis »einfach so« auf. Wenn du deine Kinderwunsch-Änderung akzeptieren und gut annehmen kannst, ist das natürlich auch ein möglicher Weg. Aber es gibt viele Frauen, die darunter leiden.

Außerdem könntest du deinen Geburtsbericht anfordern, um die Ereignisse aus verschiedenen Perspektiven zu betrachten und besser zu verstehen. Das steht dir rechtlich zu. Medizinische Unterlagen müssen mindestens zehn Jahre, in Kliniken sogar dreißig Jahre aufbewahrt werden.

Gelegentlich können dich Gefühle oder Gedanken an belastende Geburtserlebnisse regelrecht überfallen. Dabei fühlt es sich so an, als würdest du die Situation eins zu eins wieder erleben, was sehr beängstigend sein kann.

Wenn diese Empfindungen länger als vier Wochen anhalten und dich in deinem Alltag sehr belasten, ist es ratsam, dich mit einer Fachperson auszutauschen. Erste Ansprechpartner sind die betreuende Hebamme oder behandelnde Ärzte (Gynäkologe, Hausarzt). Eine Anleitung zum Hilfesuchen findest du auch im Anhang dieses Buches.

Die Besuchsfrage und familiäre Unterstützung

Du bist vielleicht noch voll mit der Verarbeitung der Geburt beschäftigt und gehst mit widerstreitenden Gefühlen um, da kommen schon die ersten Besuchsanfragen. Deine Eltern und Schwiegereltern werden schließlich zu Großeltern, es »entstehen« Tanten, Onkels, Cousins, Neffen, Nichten. Und natürlich wollen *alle* das Baby sehen, am besten so schnell wie möglich. Irgendwie versteht man das ja auch – alles ist aufregend, und alle möchten dabei sein.

Aber das Wichtigste zuerst: Du bist nicht verpflichtet, schnellstmöglich Besuch zuzulassen. Du musst nicht die Zähne zusammenbeißen und die liebe Verwandtschaft ein paar Stunden oder Tage erdulden. Entscheidend ist, was du möchtest und was dir und deinem Baby guttut. Wenn es für dich passt und du noch ein paar Stunden mehr Ruhe haben willst: Manche Kliniken lassen dich auf Nachfrage noch einen Tag länger auf der Wöchnerinnenstation.

Nimm dir in den ersten Tagen oder Wochen nach der Geburt nichts vor. Denn kaum etwas ist schlimmer, als sich mit Nachwehen, beim Stillstart und in der sehr verletzlichen ersten Zeit der Einstimmung aufeinander Stress zu machen: etwa darüber, wie man selbst oder die Wohnung aussieht, dass das Baby genau jetzt bitte nicht schreit und wie du es parallel noch schaffen sollst, Kaffee zu kochen. Das heißt: **Du darfst es dir leicht machen und nein sagen.** Denn deine Bedürfnisse sind untrennbar mit den Bedürfnissen des Babys verbunden – und die haben nun mal höchste Priorität.

Am leichtesten ist das Neinsagen, indem du Erwartungsmanagement betreibst. Konkret bedeutet das: klar und offen vor der Geburt kommunizieren, wie du dir das Wochenbett vorstellst, ob und wann Besuch okay ist. Aber vor allem, dass du selbst den Besuch einlädst, nicht der Besuch sich selbst. Je klarer

Übung: Meine Grenze

- Nimm dir einen ruhigen Moment und ein Notizbuch.
- Schreibe auf, wie du dich körperlich und emotional fühlst. Sei ehrlich zu dir selbst.
- Überlege, was du in dieser Phase des Wochenbetts am meisten brauchst (wie Ruhe, Zeit allein mit dem Baby, Schlaf).
- Reflektiere, welche Art von Besuchen dir guttun und welche eher Stress verursachen.
- Formuliere klare, aber freundliche Botschaften für Besucher. Zum Beispiel: »Ich freue mich über dein Interesse, aber ich möchte mich auf mein Baby konzentrieren und mich erholen. Wir würden uns freuen, dich in ein paar Wochen zu sehen.«
- Übe, diese Botschaften laut auszusprechen, zunächst allein, dann vor dem Spiegel, dann vielleicht mit einem vertrauten Menschen.
- Setze die kommunizierten Grenzen konsequent um. Wenn jemand unangekündigt vorbeikommt, ist es in Ordnung zu sagen: »Jetzt ist nicht der richtige Zeitpunkt für einen Besuch. Wir melden uns, wenn wir bereit für Besucher sind.«
- Erinnere dich daran, dass deine Bedürfnisse und die deines Babys in dieser Zeit Vorrang haben.

du vorher die Absprachen triffst, desto leichter ist es nach der Geburt für dich. Plane auf jeden Fall regelmäßige Alleinzeit ein – feste Zeiten, in denen du und dein Partner allein mit dem Neugeborenen sein können, um eure eigene Bindung zu stärken und euch an die neue Familiensituation anzupassen.

Auch für Unterstützung, Geschenke und Ähnliches gilt: Kommuniziere, was du möchtest und was dir hilft. Außer dir selbst kann auch eine dir vertraute Person dafür sorgen, wer was schenkt und welche Unterstützung konkret wann gebraucht wird, ob beim Putzen, den Einkäufen, dem Abholen des großen Kindes, beim Essen vorkochen – trau dich, deine Bedürfnisse konkret zu äußern. Sonst bekommst du zehn Strampler in Größe 50/56, die zwei Wochen passen und von denen die Hälfte niemals angezogen wird.

Zweifellos sind Geburt und Wochenbett eine Zeit, in der du viel Unterstützung brauchst und es zeitgleich auch viel Wille zum Unterstützen gibt. Dennoch ist es gut, sich die »Unterstützungsleistung« gut einzuteilen, sonst ist in den ersten zwei Wochen ein völliges Überangebot da, und später sind plötzlich alle weg – obwohl du mit einem vier, acht oder zwölf Wochen alten Baby nach wie vor Hilfe gebrauchen kannst.

Erkenne an, wenn du Hilfe benötigst, und zögere nicht, diese anzunehmen. Sei offen für Unterstützung, besonders wenn es um die Bewältigung von Müdigkeit und Stress geht. Denke daran, dass deine eigene Gesundheit und Selbstfürsorge entscheidend sind. Wenn du dich überfordert fühlst, sei ehrlich, und suche nach Wegen, wie du dich besser unterstützen lassen kannst.

Und zu guter Letzt: Zeige Dankbarkeit für die Hilfe aus der weiteren Familie. Kleine Gesten der Wertschätzung, wie ein persönliches Dankeschön oder ein Lob, können viel bewirken. Denn wenn man ein Verhalten (Anruf und Nachfrage, ob es recht ist, dass man zu Besuch vorbeikommt) mit Lob oder Dankbarkeit kommentiert, erhöht es die Wahrscheinlichkeit des Wiederauftretens.

Die Kunst der Grenzziehung nach der Geburt liegt also darin, ein Gleichgewicht zwischen Hilfe annehmen und persönliche Bedürfnisse wahren zu finden. Eine klare Kommunikation, gegenseitiges Verständnis und ein respektvoller Umgang sind dabei von zentraler Bedeutung, um eine positive und unterstützende Familienatmosphäre zu schaffen.

Kapitel 2

Hormone und Körper

In diesem Kapitel erfährst du:

- welche körperlichen und hormonellen Veränderungen typisch für die Postpartalzeit sind,
- welchen Einfluss diese Veränderungen auf deine Psyche und die Mutter-Kind-Bindung haben können und
- warum du nach der Geburt (zumindest teilweise) ein neuer Mensch bist.

Ein liebevoller Blick auf dich

Nach neun Monaten Schwangerschaft muss sich der Körper nach der Geburt wieder an einen nicht schwangeren Zustand anpassen. Diese Umstellung ist für viele Mütter eine Phase intensiver emotionaler Schwankungen. Darüber hast du in Kapitel 1 vielleicht schon einiges gelesen. Hier geht es weiter mit den hormonellen und körperlichen Aspekten, die dafür verantwortlich sind, dass es überhaupt zu diesen Gefühlslagen kommt.

Vielleicht erlebst du auch wegen dieser hormonellen Umstellung Erschöpfung, Unsicherheit und manchmal Traurigkeit oder Angst. Das ist normal. Akzeptiere deine Gefühle, und gib dir Zeit, dein Körper hat eine absolute Höchstleistung vollbracht. Diese Erfahrung kann zu einem tieferen Verständnis und einer größeren Wertschätzung deines Körpers führen.

Denn allzu oft geraten die positiven Aspekte deiner körperlichen Transformation aus dem Blick. Sie machen aber Mut, und deshalb will ich in diesem Kapitel auch davon sprechen. Viele Mütter erleben beispielsweise ein neues Gefühl der Stärke und Resilienz.

Zusätzlich baust du auch eine intensive emotionale Bindung zu deinem Baby auf. Das ist sicher einer der schönsten Aspekte des Mutterseins. Diese tiefe Verbindung ist ein wunderbares Ergebnis der hormonellen Veränderungen, die während der Schwangerschaft und nach der Geburt stattfinden.

Dein Körper in seiner neuen Rolle

Einige Veränderungen, die durch Schwangerschaft und Geburt eingetreten sind, hast du natürlich schon selbst an dir beobachtet. Lass sie uns gemeinsam näher anschauen und verstehen.

Veränderungen des Gehirns

Die Geburt deines Kindes markiert nicht nur den Beginn eines neuen Lebens, sondern auch den Beginn einer erstaunlichen neurologischen Transformation in deinem Gehirn, die lange unbekannt war. Das Volumen deines Gehirns, genauer gesagt der grauen Substanz, verringert sich, und das für mindestens zwei Jahre. Eine ähnliche Volumenverringerung findet auch in der Pubertät statt, wenn überflüssige Nervenverbindungen abgebaut werden. Das geschieht erfahrungsabhängig: Wenig genutzte Verbindungen werden abgebaut, häufig genutzte gestärkt – nach dem Prinzip »use it or lose it«.

Ein ähnliches Prinzip vermutet man auch bei Müttern: die »reproduktionsbedingte Plastizität des Gehirns«. Auch hier kommt es zu Volumenverringerung, und zwar in den Arealen, die eine erhebliche Überschneidung mit den Gehirnregionen zeigen, die dazu da sind, empathisch auf das Kind zu reagieren und sensibel auf es einzugehen. Man vermutet, dass es sich um eine Art Anpassungsprozess handelt, um dein Gehirn an den Anforderungen der Mutterschaft auszurichten und seine Ressourcen zu optimieren mit dem Ziel, die Bedürfnisse deines Kindes bestmöglich zu erfüllen.

Zusätzlich wird deine Amygdala, der Teil deines Gehirns, der für die Entstehung von Emotionen zuständig ist, nach der Geburt größer. Das könnte erklären, warum du vielleicht leichter weinst oder dich zu gestresst fühlst, um dich bei deinen Freundinnen zu melden.

Gleichzeitig wird dein präfrontaler Kortex, der Bereich, in dem die exekutiven Funktionen stattfinden, kleiner. Damit sind alle Fähigkeiten gemeint, die Kontrolle sowie vorausschauendes Denken und Handeln möglich machen. Das könnte der Grund sein, warum dir Planung schwerer fällt und du dich manchmal nicht mehr daran erinnern kannst, warum du die Küche betreten hast.

Diese Veränderungen im Gehirn scheinen der Natur zu helfen, dich zu einem guten, fürsorglichen Elternteil zu entwickeln. Du bist nicht mehr nur auf dich selbst konzentriert, sondern wirst zum »Mama-Bär« und richtest dich mehr darauf aus, dich um dein Baby zu kümmern und es zu beschützen.

Sind diese Veränderungen im Gehirn erst einmal passiert, bilden sie sich nicht mehr zurück. In einer aktuellen Studie wurden die Gehirnscans von

Müttern sechs Jahre nach der Geburt untersucht. Selbst so viele Jahre später waren die genannten Veränderungen im Gehirn noch sichtbar. Die gute Nachricht ist, dass die verlorenen Zellen in einem Zusammenhang mit einer stärkeren Mutter-Kind-Bindung standen. **Du weißt also vielleicht nicht, welcher Tag heute ist, aber du weißt genau, was dein Kind braucht.** Das Gehirn von Müttern verändert sich also nicht nur in negativer Hinsicht, sondern es entledigt sich dessen, was wir in diesen wichtigen Jahren mit Priorität auf mütterliche Bindung nicht brauchen.

Stilldemenz

Der Begriff Stilldemenz wird umgangssprachlich verwendet, um die Erfahrung von Vergesslichkeit und Konzentrationsschwierigkeiten zu beschreiben, die einige Frauen während der Stillzeit erleben. Er ist medizinisch jedoch nicht anerkannt, und die Bezeichnung »Demenz« ist, da sie eine ernsthafte medizinische Erkrankung beschreibt, in diesem Kontext eher irreführend.
In den USA wird die Stilldemenz treffender als Mommy Brain bezeichnet. Die Symptome sind meist auf Faktoren wie Schlafmangel, hormonelle Veränderungen, psychischer Stress, Dehydration und die allgemeine Anpassung an das Leben mit einem Baby zurückzuführen. Sie sind in den allermeisten Fällen vorübergehend.

Deine Fähigkeit zur Empathie hängt auch davon ab, wie gut du deine eigenen Emotionen wahrnimmst und regulierst. Denn eine häufige Herausforderung für Mütter besteht darin, den eigenen regulierten emotionalen Zustand (das berühmte »Ruhigbleiben«) zu bewahren, wenn sie ihr noch emotional dereguliertes Kind betreuen. Kinder lösen oft starke Emotionen aus, da sie ihre eigenen Gefühle nur intensiv und unkontrolliert ausdrücken können. Um deinem Kind zu helfen, seine Gefühle zu integrieren, musst du zunächst deine eigene emotionale Erregung wirksam regulieren und mit deinen Gedanken, Handlungen und Interaktionen koordinieren.

Kurzum: Wer sich selbst nicht richtig spürt, kann auch Schwierigkeiten haben, empathisch auf andere, insbesondere auf das eigene Kind, zu reagieren. Ein weiterer Grund, warum Selbstfürsorge so wichtig ist!

Übung: Quadratatmung

Mit der Quadratatmung kannst du deinem Körper in stressigen Situationen Entspannungssignale geben. Jeder Teil der Übung hat die gleiche Zeitdauer, ähnlich den Seiten eines Quadrats:

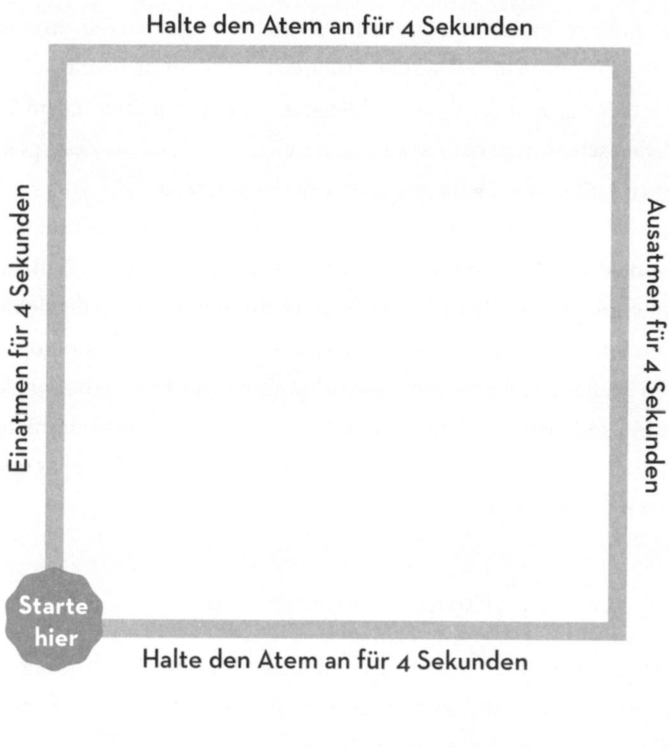
Halte den Atem an für 4 Sekunden
Ausatmen für 4 Sekunden
Halte den Atem an für 4 Sekunden
Einatmen für 4 Sekunden
Starte hier

Mikrochimärismus

Der Prozess des Mikrochimärismus, bei dem während der Schwangerschaft Zellen deines Babys in deinen Körper übergehen, ist ein faszinierendes Phänomen, das in den letzten Jahrzehnten zunehmend erforscht wurde. Die ersten Hinweise darauf wurden bereits in den 1970er-Jahren entdeckt, als Leonard Herzenberg im Blut von mit Jungen schwangeren Frauen männliche Blutzellen (mit Y-Chromosom) nachwies und somit den Grundstein für diesen Forschungszweig legte. Aber erst in den letzten Jahren hat die Forschung begonnen, das volle Ausmaß und die Bedeutung des Mikrochimärismus zu verstehen. Denn noch Jahrzehnte später können sowohl bei der Mutter als auch bei ihren weiteren Kindern Veränderungen auf Zellebene nachgewiesen werden.

Die Folgen des schwangerschaftsbedingten Mikrochimärismus werden derzeit noch untersucht. Allerdings werden allerlei Einflüsse auf die physische und psychische Gesundheit der Mutter diskutiert. Erste Studien zeigen beispielsweise Vorteile bei Wundheilung und Regeneration von mütterlichem Gewebe. Diese Zellen scheinen in der Lage zu sein, sich in verschiedene Zelltypen zu differenzieren und so den Heilungsprozess zu unterstützen.

Weiter wird vermutet, dass fetale Zellen im Körper der Mutter auch die Milchproduktion und hormonelle Veränderungen beeinflussen können, indem sie die physiologischen Prozesse der Mutter während und nach der Schwangerschaft modulieren. Weiterhin können sie vermutlich die Reaktion der Mutter auf Stress beeinflussen oder zur Entwicklung einer stärkeren emotionalen Bindung zum Kind beitragen und beim immunologischen Schutz des Babys mitwirken. Hier werden wir in den nächsten Jahren sicher noch viel neues, spannendes Wissen erfahren.

Positive Veränderungen

Du siehst, es gibt viele Veränderungen in deinem Körper. Wir beginnen gerade erst, sie zu verstehen. Aber es gibt auch ein paar positive Veränderungen nach der Geburt, die bereits besser erforscht sind.

Am beeindruckendsten ist wohl die schnelle Rückbildungsfähigkeit deines Körpers. Innerhalb weniger Wochen zieht sich die Gebärmutter wieder in ihren ursprünglichen Zustand zusammen. Zusätzlich verbessert sich deine Blutzirkulation merklich, da dein Körper nicht mehr durch die Schwangerschaft belastet ist. Dein allgemeines Wohlbefinden bessert sich und du erholst dich schneller.

Viele Beschwerden, die du während der Schwangerschaft erlebt hast, wie Rückenschmerzen, Sodbrennen oder geschwollene Füße, verschwinden oft schnell nach der Geburt – für dich eine große Erleichterung.

Übung: Tagebuch der Körperwertschätzung

- **Tagebuch vorbereiten:** Besorge dir ein schönes Notizbuch, das du als dein Tagebuch der Körperwertschätzung verwenden kannst. Wähle eines, das dich anspricht und in dem du gerne schreibst.
- **Tägliche Einträge:** Nimm dir jeden Tag einige Minuten Zeit, um in dein Tagebuch zu schreiben. Ideal ist ein ruhiger Moment, vielleicht wenn das Baby schläft oder du dich entspannst.
- **Positive Aspekte notieren:** Schreibe jeden Tag mindestens drei Dinge auf, die du an deinem Körper schätzt oder die sich positiv verändert haben. Dies können physische Eigenschaften sein wie die Stärke, die dein Körper während der Geburt gezeigt hat, oder die Fähigkeit, dein Baby zu nähren. Es können aber auch emotionale Veränderungen sein wie ein gesteigertes Gefühl der Zuneigung oder eine tiefere emotionale Resilienz.
- **Dankbarkeit ausdrücken:** Neben den positiven Aspekten kannst du auch deine Dankbarkeit für deinen Körper und seine Leistungen ausdrücken. Erkenne an, was dein Körper für dich und dein Baby geleistet hat.
- **Reflexion:** Lies regelmäßig deine früheren Einträge durch. Das hilft dir, die positiven Veränderungen in deinem Körper und deinem Selbstbild im Laufe der Zeit zu erkennen und zu schätzen.

Deinen Beckenboden, der während der Schwangerschaft und Geburt stark beansprucht wurde, kannst du durch gezielte Übungen effektiv stärken. Dies führt langfristig zu einer besseren Kontrolle und Stabilität.

Du wirst vielleicht auch positive Veränderungen in deiner Haut bemerken. Die Hormonumstellung nach der Geburt kann zu einem klareren Hautbild und einer verbesserten Hautelastizität führen. Darüber hinaus berichten viele Mütter von einem verstärkten Haarwachstum während und nach der Schwangerschaft, was zu vollerem und gesünder aussehendem Haar führen kann. Leider ist auch gelegentlich das Gegenteil der Fall.

Neben diesen körperlichen Veränderungen wirst du wahrscheinlich auch mehr emotionale Stärke und Reife spüren, was sich positiv auf deine Lebensqualität auswirkt. Auch berichten viele Frauen, nach der Geburt weniger Menstruationsschmerzen zu haben. Zusätzlich kann die Wahrscheinlichkeit, an Gebärmutterkrebs zu erkranken, sinken.

Falls du planst zu stillen oder schon dabei bist: Erste Studien deuten darauf hin, dass stillende Frauen weniger häufig an demenziellen Erkrankungen wie Alzheimer leiden. Auch gibt es gute Belege dafür, dass Stillen dein Brustkrebsrisiko senkt, und zwar pro zwölf Still-Monate um 4 Prozent. Du darfst hier die Stillzeiten aller deiner Kinder zusammenrechnen.

Da wir jetzt viel über dich und deinen Körper gesprochen haben, findest du rechts eine kleine Entspannungsübung, die es dir erlaubt, dich achtsam mit deinem postpartalen Körper zu verbinden.

Selbstablehnung

Manche Frauen fühlen sich von einigen körperlichen Veränderungen im Wochenbett so überfordert, dass sie beginnen, sich selbst abzulehnen oder sogar zu hassen. Das ist bis zu einem gewissen Grad normal, denn auch negative Gefühle können zu Beginn des Wochenbetts sehr intensiv sein. Wenn du aber längerfristig starke negative Gefühle gegen dich selbst entwickelst, schau bitte für Hilfe in das Kapitel 10 und den Anhang.

Übung: Körperreise

Die folgende Körperreise ist eine Gelegenheit, dich mit deinem eigenen Körper auf eine positive und unterstützende Weise zu verbinden.

- Vorbereitung: Finde einen ruhigen und gemütlichen Ort, an dem du ungestört bist. Nimm eine bequeme Sitz- oder Liegeposition ein, schließe deine Augen, und atme tief ein und aus, um dich zu entspannen.
- Achtsame Wahrnehmung: Beginne, deine Aufmerksamkeit auf deinen Atem zu lenken. Spüre bewusst, wie sich dein Atem bei der Ein- und Ausatmung in deinem Körper bewegt. Erlaube deinem Atem, dich zu zentrieren.
  Jetzt lenke deine Aufmerksamkeit auf verschiedene Teile deines Körpers. Starte mit den Zehen und arbeite dich langsam nach oben. Nimm jede Region bewusst wahr – Füße, Beine, Bauch, Hüften, Brust, Arme, Schultern und schließlich deinen Kopf.
- Veränderungen erkennen: Während du deine Reise fortsetzt, sei aufmerksam für jegliche Veränderungen in deinem Körper. Vielleicht spürst du Wärme, Kribbeln oder auch Entspannung. Erlaube dir, diese Empfindungen ohne Urteil zu beobachten.
  Wenn du auf Bereiche stößt, die vielleicht durch Schwangerschaft, Geburt oder andere Veränderungen beeinflusst wurden, sende diesen Regionen bewusst Liebe und Akzeptanz.
- Selbstmitgefühl: Wenn du Veränderungen bemerkst, sei besonders sanft mit dir selbst. Akzeptiere, dass Veränderungen natürlich und ein Teil deiner einzigartigen Reise sind. Erlaube dir, Stolz für deinen Körper zu empfinden, der im Laufe der Zeit so viel geschafft hat.
- Abschluss: Bringe deine Aufmerksamkeit langsam zurück in den Raum. Öffne deine Augen, nimm ein paar tiefe Atemzüge, und spüre in deinen Körper hinein.

Ich möchte dir hier typische körperliche Veränderungen nennen, mit denen viele Frauen kämpfen und die völlig normal sind.

Inkontinenz

Bei der vaginalen Geburt werden deine Muskulatur und das Bindegewebe stark gedehnt. Das kann zur Folge haben, dass dein Beckenboden nach der Geburt nicht mehr so fest ist. Da die Beckenbodenmuskulatur den Verschluss der Harnröhre reguliert, kann dies eine Inkontinenz begünstigen. Ungefähr ein Viertel aller Frauen ist davon betroffen. Sprich mit deiner Hebamme darüber (Stichwort Frühwochenbettgymnastik, Rückbildung und Beckenbodentraining), deinem Gynäkologen, oder suche eine spezielle Inkontinenzsprechstunde auf.

Verändertes Körperbild

Gewichtszunahme, Dehnungstreifen, ein dickerer Bauch: Die Veränderungen an deinem Aussehen können an deinem Selbstbild nagen. Doch bedenke, dass dein Körper gerade ein neues Leben geschaffen hat, evolutionär waren Energiereserven da durchaus sinnvoll. Gib dir selbst Zeit, deinen postpartalen Körper anzunehmen, und gib ihm Zeit zu heilen.

Kaiserschnittnarbe

Für manche Frauen stellt die Kaiserschnittnarbe zusätzlich zu den Schmerzen eine Art sichtbaren Beweis dar, dass die Geburt nicht so verlaufen ist, wie sie es sich gewünscht hätten. Das geht oft mit Wut und Scham einher, gelegentlich wird die Narbe bei der Körperpflege »extra« ausgespart. Letztendlich hilft dir hier längerfristig nur ein aktives Auseinandersetzen damit, auch mit Körperpflege, und nach Möglichkeit eine Umdeutung: Dank dieser Narbe ist dein Baby am Leben.

Übung: Zukunfts-Check

Die Bewertung eines Kaiserschnitts als gutes oder schlechtes Geburtserlebnis (und vielleicht auch implizit, ob du es gut oder schlecht »gemacht« hast) verliert an Gewichtung, wenn du dir einen Moment Zeit nimmst und überlegst, wie viel Relevanz ein Kaiserschnitt oder eine vaginale Geburt in fünf Jahren für dein Leben haben wird. Und in zehn oder zwanzig?
Wenn dein Kind erwachsen ist: Wird es sich an dich, deine Fürsorge und die schönen Momente erinnern oder an die Art, wie du es geboren hast?

Narben von Dammrissen oder -schnitten

Diese Narben sind vor allem zu Beginn des Wochenbetts eine Beeinträchtigung. Sie können schmerzen oder die Sexualität erschweren. Auch hier ist es wichtig, dass du offen mit deinem Partner kommunizierst, damit ihr gemeinsam nach Lösungen suchen könnt. Bedenke, dass es Zeit braucht, bis ihr wieder einen für euch guten Modus findet. Sei geduldig und liebevoll mit dir selbst. In Kapitel 7 gebe ich dir ein paar Anregungen dazu, wie das gelingen kann.

Dieser kleine Ausflug soll dir zeigen, dass die Veränderungen in deinem Körper sehr komplex sind. Einige Mechanismen und Auswirkungen, beispielsweise die genauen Prozesse, wie sich das Gehirn einer Frau während der Schwangerschaft und nach der Geburt verändert, sind ein Bereich aktiver Forschung.

Schwangerschaft, Geburt und Wochenbett sind auch auf körperlicher und hormoneller Ebene keine Kleinigkeiten und bringen oft jahrelange Veränderungen mit sich. Gefühle wie Wut, Selbstablehnung, Körperscham (etwa wegen Gewicht, Inkontinenz, Narben, Dehnungsstreifen), Bereuen der Schwangerschaft (bezogen auf das sehr veränderte Körperbild, fehlende Mobilität oder

Unabhängigkeit) oder Neid auf andere, die es scheinbar leichter hatten, sind erst mal normale Gefühle.

Denke daran, du bist nicht allein. Viele Mütter durchleben ähnliche Veränderungen und Emotionen. Umgib dich mit Unterstützung, sei es von deinem Partner, deiner Familie oder deinen Freunden.

Übung: Murmelglas

Jeder Tag bietet dir die Möglichkeit, etwas Schönes zu erleben. Das Leben mit deinem Kind ist voller Überraschungen und Momente, die Freude bereiten können und an die du dich gerne erinnern möchtest. Mit etwas Übung kannst du lernen, diese Momente bewusst wahrzunehmen.

Nimm dir ein Glas und eine Menge bunter Perlen, Murmeln, Steine oder Ähnliches in verschiedenen Farben und Größen. Immer wenn du etwas Schönes mit deinem Kind erlebt hast, lege eine Perle, eine Murmel oder einen Stein in das Glas. Du wirst dich wundern, wie viele tolle Momente und Erinnerungen du über die Zeit sammeln wirst. Dieses einfache Ritual kann dir helfen, die kleinen Freuden des Alltags mit deinem Kind bewusster zu erleben und zu schätzen.

Deine Hormone nach der Geburt

Natürlich dürfen wir die hormonellen Veränderungen nicht außer Acht lassen. Sie spielen eine entscheidende Rolle im Wochenbett und beeinflussen deine Stimmung, dein Verhalten und deine körperliche Regeneration. Schauen wir uns gemeinsam an, was alles mit deinen Hormonen nach der Geburt passiert.

Besonderheit Schilddrüsenprobleme

Deine Schilddrüsenhormone, die eine wichtige Rolle bei der Regulierung deines Stoffwechsels und deiner Körpertemperatur spielen, können durch Schwangerschaft und Geburt beeinflusst werden. Frauen mit bestehenden Schilddrüsenproblemen oder solche, die während der Schwangerschaft Schilddrüsenprobleme entwickeln, erleben nach der Geburt möglicherweise stärkere hormonelle Schwankungen. Diese Schwankungen können die Stimmung und das Energielevel der Mutter beeinflussen, was wiederum Auswirkungen auf die Mutter-Kind-Bindung haben kann. Symptome wie Müdigkeit, Reizbarkeit oder Depressionen können die Fähigkeit der Mutter, eine enge Bindung zu ihrem Kind aufzubauen und zu pflegen, beeinträchtigen.

Laut der American Thyroid Association erleiden 5 bis 10 Prozent der Frauen nach der Geburt eine postpartale Thyreoiditis, also eine Entzündung der Schilddrüse. Die genaue Ursache dafür ist nicht bekannt. Zu den Symptomen können Schlaflosigkeit, Angstzustände, Herzrasen, Müdigkeit und Gewichtsverlust sowie Reizbarkeit gehören, die ein bis vier Monate nach der Geburt auftreten können. Oder du erlebst Müdigkeit, Gewichtszunahme, Verstopfung, trockene Haut und Depressionen, die vier bis acht Monate nach der Geburt einsetzen können. Dein Arzt kann deine Schilddrüsenwerte durch Bluttests überwachen und dir bei Bedarf Medikamente verschreiben. Sprich es bei Untersuchungen auf jeden Fall an!

Die Plazenta produziert während der Schwangerschaft diverse Hormone. Insbesondere dein Östrogen- und Progesteronspiegel sind in der Schwangerschaft sehr hoch – dabei wirkt Östrogen als Stimmungsstabilisator und Progesteron angstlösend und entspannend. Etwa zwanzig Tage vor der Geburt deines Kindes beginnen die Werte zu sinken, um den Geburtsprozess in Gang zu setzen.

Ist dein Baby dann auf der Welt, fallen sie rapide ab, denn das produzierende Organ, die Plazenta, ist nicht mehr in deinem Körper. Das führt etwa zum typischen Haarausfall (postpartaler Effluvium) oder sorgt dafür, dass du dich in der ersten Zeit (konkret innerhalb der ersten drei bis fünf bis maximal 14 Tage) nach der Geburt oft emotionaler als sonst fühlst. Woran du diesen Babyblues erkennst und wie du damit umgehen kannst, liest du in Kapitel 3.

Babyblues: Was löst ihn konkret aus?

Die hormonellen Umstellungen, die nach der Geburt eines Kindes stattfinden, sind sowohl komplex als auch tiefgreifend. Es gibt keine monokausale Ursache wie: Östrogenabfall gleich immer Babyblues. Das Ganze ist viel eher ein Zusammenspiel verschiedener Prozesse. Einen Überblick liest du hier:

- **Abfall von Östrogen und Progesteron:** Da Östrogen in deinem Gehirn an verschiedenen Stellen wirkt, unter anderem als Stimmungsstabilisator, kann der plötzliche Abfall nach der Entbindung zu Stimmungsschwankungen führen und ist einer der Hauptgründe für den Babyblues. Einen solchen Effekt gibt es übrigens auch in Zusammenhang mit der Menstruation und den Wechseljahren.
- **Veränderungen im Oxytocinspiegel:** Oxytocin, oft als das »Kuschelhormon« bezeichnet, spielt eine bedeutende Rolle bei der Geburt und beim Stillen. Es fördert deine Wehen und hilft bei der Milchproduktion. Oxytocin beeinflusst auch das emotionale Bindungsgefühl zu deinem Baby. Nach der Geburt kann die Veränderung des Oxytocinspiegels ebenfalls zu emotionalen Schwankungen beitragen.
- **Schwankungen bei Schilddrüsenhormonen:** Einige Frauen erleben nach der Geburt Veränderungen in der Funktion ihrer Schilddrüse, was zu Symptomen wie Müdigkeit, Stimmungsschwankun-

gen und Gewichtsveränderungen führen kann (siehe Kasten Besonderheit Schilddrüsenprobleme auf S. 41).

- Veränderungen in der Nebennierenfunktion: Die Nebennieren, die Stresshormone wie Cortisol produzieren, können nach der Geburt überaktiv sein. Dies führt möglicherweise zu einem erhöhten Stressgefühl und Schwierigkeiten bei der Anpassung an die neue Lebenssituation.
- Auswirkungen auf Neurotransmitter: Hormonelle Veränderungen können auch die Neurotransmitter im Gehirn beeinflussen, die deine Stimmung regulieren. Veränderungen in den Spiegeln von Serotonin, Dopamin und anderen Neurotransmittern können zu den emotionalen Symptomen des Babyblues beitragen.

Wie eure Mutter-Kind-Bindung entsteht

Nach der Geburt starten dein Körper und der deines Babys ein besonders spannendes Programm: Ihr baut eine Bindung zueinander auf. Auch dabei spielen Hormone eine bedeutende Rolle. Während einige wie Östrogen und Progesteron abnehmen, nehmen andere, die am Bindungsaufbau mitwirken, zu: vor allem Oxytocin, das mit den Wehen ausgeschüttet wird, Stress reguliert und den Milchspendereflex steuert. Die Produktion von Oxytocin wird durch Stillen, Kuscheln und Haut-zu-Haut-Kontakt weiter angeregt.

Wenn du einen Kaiserschnitt hattest, können sich Bindung und Milchproduktion verzögert entwickeln. Wichtig: können, nicht müssen. Die meisten Mütter erleben unabhängig von der Art ihrer Entbindung einen schnellen und unkomplizierten Bindungsstart. Sinnvoll ist jedoch, darauf vorbereitet zu sein, falls es zu Verzögerungen kommt.

Diese mögliche Verzögerung beträgt zumeist einen, maximal drei Tage. Sie ist auf hormonelle Ursachen zurückzuführen und somit bei bestimmten Kaiserschnitten vollkommen normal. Beim primären Kaiserschnitt fehlt die natürliche Wehentätigkeit, die bei einer vaginalen Geburt auftritt und auch für die Freisetzung des Bindungshormons Oxytocin verantwortlich ist, beim (Not-)Kaiserschnitt mit Vollnarkose das frühe Bonding.

Bindung hängt zudem nicht ausschließlich von Hormonen ab. Hormone sind zwar ein wesentlicher Bestandteil unseres genetischen Bindungsprogramms, aber die Bindung zwischen Mutter und Kind wird auch stark durch soziale und emotionale Faktoren beeinflusst. Ebenso wichtig ist also, dass du viel Blickkontakt zu deinem Kind hältst, es berührst, mit ihm sprichst und mit ihm gemeinsam ruhige Momente erlebst.

Wenn du dich nicht direkt mit deinem Baby verbunden fühlst, kann dies belastend sein. Bindung ist aber ein Prozess, der sich über die Zeit entwickelt und

Stillen oder nicht stillen, das ist hier die Frage

Prolaktin wird oft als das »Stillhormon« bezeichnet und hat im Wochenbett eine besondere Bedeutung. Wenn du stillst, fördert es die Milchproduktion. Gleichzeitig kann Prolaktin deine Libido senken, was evolutionär gesehen sinnvoll ist, um eine erneute Schwangerschaft kurz nach der Geburt zu verhindern. Die Veränderungen im Prolaktinspiegel können aber auch deine Stimmung beeinflussen. Einige Mütter haben durch die hormonellen Schwankungen Stimmungsänderungen oder fühlen sich emotional labiler.

Frauen, die nicht stillen, erleben nach der Geburt ebenfalls hormonelle Veränderungen. Der Körper stellt sich darauf ein, dass keine Milchproduktion benötigt wird, und reduziert Prolaktin. Nach der Geburt fallen auch die Schwangerschaftshormone Östrogen und Progesteron ab, unabhängig davon, ob gestillt wird oder nicht.

Nicht stillende Mütter können ebenfalls eine starke emotionale Bindung zu ihrem Baby aufbauen.

durch vielfältige Interaktionen gefördert wird. Sie lässt sich nachholen, ein verzögerter Start heißt nicht »für immer schlechte Bindung«.

An der Bindung arbeitet ihr jeden Tag aufs Neue, ein Leben lang. Durch liebevolle Fürsorge, körperliche Nähe und emotionale Unterstützung kannst du die Bindung zu deinem Baby stärken, unabhängig davon, wie die Geburt verlaufen ist.

Übung: Bindungsbad

Das Bindungsbad wird manchmal auch als Bondingbad oder Babyheilbad bezeichnet. Entwickelt hat es die Hebamme und Therapeutin Brigitte Meissner, die auf Schwangerschafts- und Geburtstraumata spezialisiert ist. Das Bad dient der Verminderung oder Auflösung emotionaler Narben aus Schwangerschaft und Geburt.

Das Bindungsbad ist der bekannteste Teil von drei Schritten, die Brigitte Meissner stets in Kombination empfiehlt: das Heilgespräch, das Bindungsbad und der Herzfaden.

Frag deine Hebamme oder eine andere Vertrauensperson, ob sie dich dabei unterstützt.

- **Heilgespräch:** Während eine vertraute Person das Bad für euch vorbereitet, hast du die Möglichkeit, allein mit deinem Kind ein Heilgespräch zu führen. Sprich auf der Ebene des Herzens, und verwende einfache Worte, um deinem Baby zu erzählen: was passiert ist, dass du dir die gemeinsame Geburtserfahrung anders gewünscht hättest und dass euch beide keine Schuld trifft. Sage deinem Baby, dass du nun eine Bindungsarbeit mit ihm machen wirst und dass jetzt alles gut werden darf!
- **Bindungsbad:** Nach diesem Heilgespräch übernimmt eine vertraute Person dein Baby, während du es dir im Bett gemütlich machst. In einer Babywanne neben deinem Bett wird das Baby

gebadet und dir dann nackt und nass - so wie nach der Geburt - mit direktem Hautkontakt auf deinen Oberkörper gelegt. Mit einem warmen, weichen Handtuch werdet ihr beide liebevoll eingekuschelt.
Nun heißt du dein Baby willkommen und betonst erneut, dass jetzt alles gut werden darf. Dieser Moment ist oft sehr bewegend. Alle Gefühle dürfen sein und Raum haben. Viele Frauen erleben diesen Moment als heilsam und als eine Art Ersatz für etwas, was nicht stattgefunden hat. Dadurch ergibt sich ein neuer Anfang, diesmal auf sanfte, ruhige Art und ohne Trennung.

- **Herzfaden:** Nach einer Weile stellst du dir einen Herzensfaden zwischen dir und deinem Baby vor, der immer besteht und durch nichts zu trennen ist. Häufig schlafen Mutter und Baby dann wohlig aneinandergekuschelt ein.

Wenn sich in den ersten Wochen und Monaten eure Bindung entwickelt, ist es besonders sinnvoll, dass du deine psychische Gesundheit gut im Blick hast. Denn in dieser Zeit stimmt ihr euch aufeinander ein, und du lernst, die Signale deines Babys zu deuten, seine Sprache zu lernen oder eine gemeinsame zu entwickeln.

Eine besondere Rolle spielt dabei das *Affect Attunement* – die gegenseitige gefühlsmäßige Einstimmung zwischen Mutter und Kind. In dieser sensiblen Phase benötigt dein Baby anfangs deine Co-Regulation: Du erkennst, wenn es aufgebracht, ängstlich oder hungrig ist, und begleitest das Gefühl durch Hochheben, Wiegen oder Sätze in Babysprache: »Oh, da bist du aber hungrig.«

Durch diese enge Verbundenheit erlernt dein Kind nach und nach Selbstregulation. Da es oft von Gefühlen überflutet wird, braucht es einen feinfühligen Erwachsenen, der diese Gefühle aushalten kann, Ruhe bewahrt und Sicherheit ausstrahlt.

Wenn Babys die Erfahrung machen, dass Eltern früh auf ihre Signale reagieren, gibt ihnen das Geborgenheit, und sie fühlen sich beschützt.

Dieser Prozess hat eine tiefe biologische Grundlage. Als soziale Wesen sind wir darauf ausgelegt, uns aufeinander einzustellen. Der Rhythmus unseres Herzschlags, unserer Atemfrequenz und sogar unserer Gehirnwellen passt sich an, wenn wir in Gesellschaft eines anderen, zugewandten Menschen sind.

Das klingt nach viel Verantwortung und erzeugt womöglich Druck bei dir – gerade in einer Phase, in der Stimmungsschwankungen und negative Gefühle normal sind. Deshalb möchte ich dir erklären, warum du nicht perfekt sein musst, sondern »genug gut« genügt.

Der Begriff *Good Enough Mother* wurde vom britischen Kinderarzt und Psychoanalytiker Donald Winnicott geprägt. Er betonte die Bedeutung eines ausgewogenen Ansatzes zwischen den Bedürfnissen des Kindes (und deren Anspruch auf Erfüllung) und den Bedürfnissen der Eltern. Er argumentierte, dass es nicht notwendig sei, eine perfekte oder übermäßig ideale Mutter zu sein, um ein gesundes Kind aufzuziehen. Stattdessen plädierte er für das Konzept der *Good Enough Mother*, also der »genug guten« Mutter.

Winnicott glaubte, dass es wichtig sei, dass Mütter in der Lage sind, auf die *grundlegenden* Bedürfnisse ihres Babys zu reagieren und eine sichere und konsistente Umgebung bereitzustellen. Allerdings müssten Mütter nicht zwanghaft versuchen, jede kleinste Anforderung zu erfüllen oder sich in jeder Situation perfekt zu verhalten. Winnicott erkannte an, dass es normale Unzulänglichkeiten und Fehler in der Elternschaft gibt, die sogar zu einem gesunden Wachstum und zur Selbstständigkeit des Kindes beitragen können.

Die Idee der *Good Enough Mother* ermutigt Eltern dazu, sich von dem Druck zu befreien, immer alles richtig zu machen, und stattdessen eine authentische Beziehung zu ihrem Kind aufzubauen. Dies bedeutet, dass Eltern zwar bemüht sein sollten, die Bedürfnisse ihres Kindes zu erfüllen, aber gleichzeitig akzeptieren lernen, dass es Momente gibt, in denen sie nicht perfekt sein können. Dieser Ansatz fördert die Entwicklung des Kindes, da es lernt, mit Frustrationen und kleinen Enttäuschungen umzugehen und so schrittweise Autonomie zu entwickeln.

Mutter-Kind-Bindung fördern

Hier sind einige Ideen, wie du die Bindung zu deinem Baby fördern kannst.

- Stelle durch Sectio-Bonding direkten Hautkontakt her, im speziellen Tuch noch während des Kaiserschnitts.
- Pflege viel Haut-zu-Haut-Kontakt mit deinem Baby, mindestens eine Stunde täglich.
- Sprich viel mit deinem Baby: Es kennt deine Stimme schon aus dem Mutterleib.
- Hol dir Unterstützung durch eine Begleitperson, die dir nach einem Kaiserschnitt hilft, sodass du dich nur auf dein Baby konzentrieren kannst.
- Such dir eine Stillberatung und/oder »stillfreundliche Klinik«, wenn du stillen möchtest.
- Nutze nach Möglichkeit ein Familienzimmer.
- Halte beim Füttern, Sprechen oder Kuscheln Blickkontakt mit deinem Baby. Babys reagieren stark auf Gesichter und Blickkontakt, was die emotionale Verbindung fördert.
- Wenn du dein Baby in einem Tragetuch oder einer Babytrage eng am Körper trägst, fördert das eure Nähe zueinander und ermöglicht es dir, auf die Bedürfnisse deines Babys schnell zu reagieren. Dein Baby fühlt sich sicher und geborgen.
- Verbringe ruhige Momente mit deinem Baby, beispielsweise beim Kuscheln oder beim leisen Vorlesen. Diese gemeinsamen Ruhezeiten fördern die emotionale Bindung.
- Lerne, die Signale deines Babys zu erkennen und darauf zu reagieren. Dies zeigt deinem Baby, dass du seine Bedürfnisse verstehst und darauf eingehst, was das Vertrauen und die Bindung stärkt.

Große Belastungen und postpartale psychische Erkrankungen haben einen Einfluss auf die Kommunikation mit deinem Baby. Sie hindern dich manchmal daran, angemessen auf seine emotionalen Bedürfnisse zu reagieren. Damit du die Gefühle deines Kindes aushalten und unterstützen kannst, ist es unerlässlich, dass dein eigenes »Gefäß« nicht leer ist und du noch etwas geben kannst.

Fühlst du dich belastet, scheue dich nicht, Hilfe in Anspruch zu nehmen. Aussitzen ist keine Lösung. Negative Emotionen sind kein Tabuthema. Soziale Medien suggerieren oft eine heile Welt, aber vergiss nicht, dass hinter den schönen Bildern oft individuelle Kämpfe und Herausforderungen stehen. Nimm dir die Zeit, nachsichtig mit dir selbst zu sein, erlaube dir, Dinge abzugeben und Hilfe anzunehmen. Teile deine Gefühle mit engen Familienmitgliedern und Vertrauten. Denn auch für sie ist es oft schwer nachzuvollziehen, was in dir vorgeht, wenn du es ihnen nicht erzählst.

Du bist nicht allein und verdienst Unterstützung und Verständnis. Dein Weg zur psychischen Gesundheit im Wochenbett ist ein bedeutsamer Schritt für dich und dein Baby.

Kapitel 3

Psychische Herausforderungen

In diesem Kapitel erfährst du:

- welche psychischen Erkrankungen und Herausforderungen es nach der Geburt gibt,
- was der Unterschied zwischen Babyblues und postpartaler Depression ist und wie du ihn erkennen kannst und
- welche Gefühle normal sind und ab wann du dir Unterstützung suchen solltest.

Babyblues oder mehr?

In diesem Kapitel konzentrieren wir uns auf ein spezifisches Phänomen, das viele Frauen nach der Geburt erleben: den Babyblues. Der Babyblues heißt umgangssprachlich auch »Heultage«. Viele Studien zeigen, dass über die Hälfte aller Frauen (man spricht sogar von 50 bis 70 Prozent) davon betroffen sind, jedoch nicht alle gleich stark. Diese Häufigkeit allein zeigt schon, dass es sich beim Babyblues nicht um ein Krankheitsbild im engeren psychiatrischen Sinn handelt. Im Unterschied zu üblichen Stimmungsschwankungen tritt der Babyblues fast immer um den dritten bis fünften Tag nach der Geburt auf und dauert bis zum maximal vierzehnten Tag postpartal an.

Ganz typisch für den Babyblues ist eine ausgeprägte Affektlabilität, also ein schneller Wechsel der Grundstimmung, meist schon durch kleine Auslöser. Das erkennst du daran, dass du beispielsweise empfindlicher auf Kränkungen reagierst. Oder du erlebst einen fliegenden Wechsel zwischen Euphorie und Weinen (»himmelhoch jauchzend, zu Tode betrübt«). Du fühlst dich vielleicht manchmal sogar gleichzeitig glücklich und traurig.

Diese Erfahrung kann sehr beängstigend sein, insbesondere, wenn du dich selbst so nicht kennst. Weitere »Klassiker« unter den Symptomen sind die Angst, den neuen Anforderungen nicht gerecht zu werden, oder Sorgen um das Wohlergehen des Babys – außerdem Schlafprobleme (auch wenn das Baby gerade schläft), erhöhte Reizbarkeit und Erschöpfung.

Kurzum: Du bist in einem absoluten emotionalen Ausnahmezustand. Wenn du aber weißt, was auf dich zukommt, kannst du dich darauf vorbereiten und einen kühlen Kopf bewahren. Das ist, wenn du mittendrin steckst, natürlich leichter gesagt als getan.

Aber nach der schlechten Nachricht, dass der Babyblues wahrscheinlich auch an dir nicht vorbeigehen wird, kommt nun die gute: Die Symptomatik verschwindet von allein und ist nicht behandlungsbedürftig. **Die effektivste Methode, dem Babyblues zu begegnen, ist, sich um sich selbst zu kümmern.** Natürlich ist es trotzdem hilfreich, wenn dein Umfeld damit empathisch und sensibel umgeht.

Babyblues: Was kannst du konkret tun?

- Mach dir keine Selbstvorwürfe. Vertraue darauf, dass sich alles wieder einpegelt, und gönne dir Ruhe. Du musst nicht das Klischee der »superglücklichen Mutter« erfüllen, viel eher solltest du das tun, was sich für dich gut anfühlt.
- Hol dir Unterstützung durch Angehörige oder zieh dich mit deinem Baby zurück. Es gibt hier kein Richtig oder Falsch, sondern viel eher ein »Für-euch-Stimmig«. Trau dich, offen deine Bedürfnisse und Gefühle zu kommunizieren.
- Wo wir schon bei der Hilfe sind: Bitte um konkrete Unterstützung, etwa beim Vorkochen von Mahlzeiten, Hausputz, der Betreuung von Geschwisterkindern – eben allem, was dich entlastet und dir somit hilft, in deine neue Rolle und gute Routinen zu finden. Das mildert den Druck, alles unter einen Hut bringen zu müssen.
- Sprich mit einer vertrauten Person darüber, wie du dich fühlst, oder führe ein Tagebuch über deine Gedanken und Gefühle. Auf Papier gebannt haben sie einen Ort, wo sie sein dürfen. Vielleicht können sie dann deinen Kopf verlassen.
- Sorge gut für dich, indem du so viel wie möglich schläfst und dich gesund ernährst. Aber auch, indem du Arzttermine für dich wahrnimmst!
- Konsumiere keinen Alkohol oder Drogen, sie wirken psychisch oft destabilisierend und können so die Symptome verschlechtern.
- Wenn du möchtest, geh allein auf einen kleinen Spaziergang oder auf den Balkon, um für einen Augenblick für dich zu sein.
- Erwarte in den ersten Wochen keine Perfektion von dir! Gib dir Zeit, dich an deine neue Lebenssituation zu gewöhnen.

Beruhigend ist auch zu wissen: Nur selten wird aus dem Babyblues eine postpartale Depression. Allerdings gilt ein sehr stark ausgeprägter Babyblues als ein möglicher Risikofaktor, dass sich eine postpartale Depression entwickelt. Du kannst dir das wie eine Art Schieberegler vorstellen: Die Übergänge zwischen einem Babyblues, einem stark ausgeprägten Babyblues und einer postpartalen Depression sind fließend. Diese »Schubladen« sind oft nicht klar voneinander zu trennen.

Wie du bereits gelesen hast, ist davon auszugehen, dass die physiologische Hormonumstellung nach der Geburt für die psychischen Beschwerden mitverantwortlich ist. Innerhalb von zwei Tagen bis zwei Wochen sinken die Hormonwerte auf ein normales Niveau. Entsprechend verschwindet die Symptomatik. Ist dem nicht so, solltest du dich deiner Hebamme, deinem Gynäkologen oder einer anderen Fachperson anvertrauen.

Auch wenn der Babyblues keine medizinische Behandlung erfordert, ist es sinnvoll, die Symptome ernst zu nehmen und entsprechend gut für dich selbst zu sorgen. Denk immer dran: Wenn du Schwierigkeiten hast, dann liegt es daran, dass du in einer intensiven, oftmals harten Lebensphase bist, und nicht, dass du etwas falsch machst.

Postpartale Depression

Eine postpartale Depression ist vielen Frauen im Gegensatz zum Babyblues nicht bekannt, dabei sind 10 bis 15 Prozent aller Mütter nach der Geburt davon betroffen. Von ihnen entwickelt etwa die Hälfte eine behandlungsbedürftige Depression. Oft beginnt die Symptomatik schleichend und ist im Frühstadium nur schwer von einem Babyblues und den üblichen emotionalen Herausforderungen und den damit zusammenhängenden Lebensveränderungen abzugrenzen.

Die Symptome ähneln denen einer klassischen Depression. Dazu gehören Niedergeschlagenheit, Interessenverlust, geringes Selbstwertgefühl, Gefühle von Schuld, Hoffnungslosigkeit oder negative Gefühle gegenüber dem Baby. Oft haben die Emotionen bei der postpartalen Depression einen Bezug zu Muttergefühlen: Betroffene haben etwa Angst davor, eine schlechte Mutter zu sein,

Schuldgefühle, das Baby überhaupt bekommen zu haben, oder große Zweifel an den eigenen Fähigkeiten.

Verschiedene Risikofaktoren machen eine Erkrankung wahrscheinlicher, vor allem die Vulnerabilität für eine psychische Störung – also wenn die Frau bereits eine psychische Erkrankung hatte, insbesondere eine Depression.

Allerdings können auch bis dahin völlig gesunde und psychisch stabile Frauen erkranken. Verschiedene Faktoren erhöhen lediglich das Risiko, es gibt keinen Eins-zu-eins-Auslösemechanismus für eine postpartale Depression.

Was sicher ist: Die Geburt eines Kindes ist ein sogenanntes *Life Event*, also ein besonders stressvolles Ereignis im Leben einer Frau. Es erfordert eine besondere Anpassungsleistung und macht daher besonders anfällig für psychische Erkrankungen.

Um die vielen Ursachen der Erkrankung deutlich zu machen, ist das »biopsychosoziale Modell« am verbreitetsten.

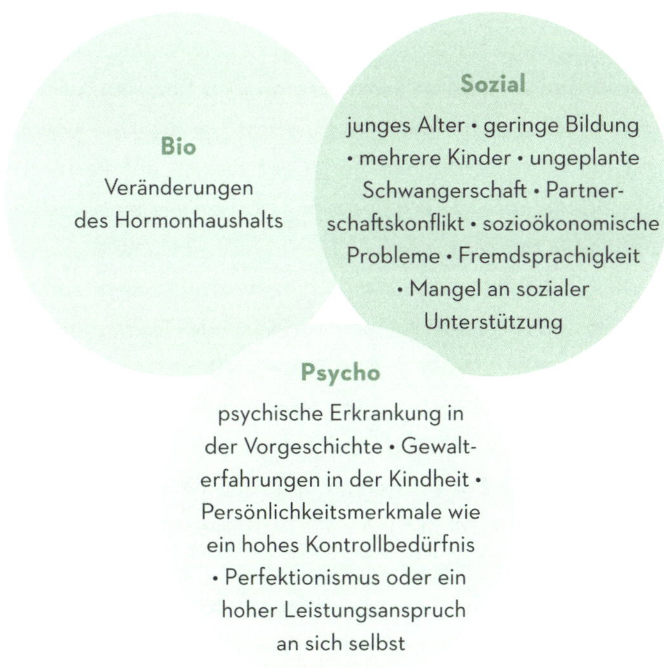

Auch belastende Lebensereignisse, Komplikationen in der Schwangerschaft, ein schwieriges Geburtserleben, Faktoren, die das Neugeborene betreffen, wie ein Schreibaby, scheinen die Wahrscheinlichkeit, an einer postpartalen Depression zu erkranken, zu erhöhen.

Leidest du während und nach der Schwangerschaft an einer Depression, ist die Erkrankung meist gut zu behandeln. Hier gibt es mehrere Möglichkeiten.

Postpartale Depression beim Partner: Was tun?

Studien zeigen, dass auch Väter unter postpartaler Depression leiden können. Die Zahlen liegen bei 5 bis 10 Prozent. Die typischen Symptome sind ähnlich wie bei postpartal depressiven Müttern. Betroffene Väter können sich traurig, müde, überfordert, ängstlich fühlen, oder ihre üblichen Ess- und Schlafgewohnheiten verändern sich. Insbesondere junge Väter mit einer Depression in der Vorgeschichte sind betroffen. Weitere Risikofaktoren sind Beziehungsprobleme oder finanzielle Schwierigkeiten. Eine postpartale Depression des Vaters kann dieselben negativen Auswirkungen auf Partnerbeziehungen und die Entwicklung des Kindes haben wie eine postpartale Depression bei Müttern.

Wenn du glaubst, dein Partner könnte betroffen sein, ruf deinen Hausarzt an und vereinbare einen (telefonischen) Termin, um die Situation zu besprechen. Auch Beratungsstellen (Schatten und Licht e. V. wendet sich explizit auch an Väter) können hilfreich sein. Du kannst deinen Partner auch selbst darauf ansprechen, dass du dir Sorgen machst, weil du Veränderungen an ihm wahrnimmst. Aber (und das ist wichtig): Manche Menschen mit Depressionen erkennen möglicherweise nicht, dass sie depressiv sind, da sie sich über mögliche Anzeichen und Symptome nicht im Klaren sind. Wenn du dich ernsthaft sorgst, handle direkt, und warte nicht auf Besserung.

Die gängigsten Ansätze sind Psychotherapie und Medikamente, genauer: Antidepressiva. Viele Studien belegen, dass psychotherapeutische Verfahren eine Depression lindern können. Aber auch Medikamente sind als Behandlungsoption gut nachgewiesen. Hierbei musst du mit deinem Arzt die für dich beste Entscheidung treffen. Auch Stillen ist trotz Medikation möglich. Lass dich dazu ärztlich beraten! Einen guten Überblick findest du auf **www.embryotox.de**, einer Internetseite, die über Medikamente und ihre Wirkungen und Nebenwirkungen in Schwangerschaft und Postpartalzeit aufklärt. Auch ohne Behandlung geht es vielen Frauen nach einiger Zeit besser. Bleibt die Krankheit unbehandelt, kann es sein, dass sie länger bestehen bleibt oder sich verschlimmert.

Postpartale Depression oder Babyblues?

Auf der nächsten Seite findest du eine Checkliste, die zwar keine medizinische Untersuchung ersetzt, dir aber einen ersten Überblick gibt, um was es sich handelt. Du kannst sie selbst ausfüllen oder von einer nahestehenden Person ausfüllen lassen.

Postpartale Depression?	Babyblues?
☐ Hält länger als vierzehn Tage an	☐ Start: zwei bis drei Tage bis max. zehn bis vierzehn Tage nach der Geburt
☐ Dauerhaftes Gefühl von Traurigkeit oder Niedergeschlagenheit	☐ Stimmungsschwankungen von fröhlich bis traurig
☐ Interessen- oder Freudlosigkeit	☐ Gereiztheit
☐ Antriebslosigkeit, extreme Müdigkeit	☐ Erschöpfung
☐ Schwierigkeiten beim Bindungsaufbau zum Baby	☐ Bindungsaufbau kann sich verzögert entwickeln
☐ Gefühl, wertlos zu sein oder als Mutter zu versagen	☐ Schwankendes Selbstwertgefühl

□ Schuldgefühle	□ Sehr selten Schuldgefühle
□ Viele Sorgen und/oder Ängste über deine Kompetenz als Mutter	□ Sorgen über Kleinigkeiten
□ Große Überforderungsgefühle	□ Leichte Überforderungsgefühle
□ Suizidgedanken oder Gedanken, sich oder dem Baby etwas anzutun	□ Keine Suizidgedanken

Hast du mehrere Kreuze bei den Symptomen der postpartalen Depression gesetzt? Dann solltest du den Edinburgh-Depressions-Fragebogen nach der Geburt (EPDS) ausfüllen. Es gibt ihn in verschiedenen Sprachen frei verfügbar im Internet. Er erhebt die Stimmung der letzten sieben Tage. Ab einem Wert von zehn oder höher solltest du zur weiteren Abklärung bei einem Arzt vorstellig werden.

Übersicht Babyblues oder postpartale Depression

- Wenn du dich in den ersten Tagen nach der Geburt deines Babys traurig, launisch oder gereizt fühlst, hast du vermutlich den Babyblues. Vielen frischgebackenen Eltern geht es so.
- Es ist normal, dass du in dieser Zeit emotionale Höhen und Tiefen erlebst.
- Der Babyblues verschwindet normalerweise innerhalb von ein oder zwei Wochen nach der Geburt von selbst. Er braucht keine medizinische Behandlung.
- Der Babyblues unterscheidet sich von der postpartalen Depression, die schwerwiegendere Symptome hat und länger anhält.
- Wenn deine Niedergeschlagenheit länger als zwei Wochen anhält, suche dir Unterstützung durch Fachpersonen!

> **Achtung**
>
> Am Ende des Buches findest du eine Liste mit Hilfsangeboten. Solltest du darüber nachdenken, dich selbst zu verletzen oder dir und/oder deinem Baby das Leben zu nehmen, musst du sofort handeln. Vertraue dich einer nahestehenden Person an, rufe in der nächsten Klinik an oder die 112. Suizidgedanken sind ein Ausdruck deiner Krankheit, nicht deines Versagens als Mutter.

Weitere postpartale psychische Erkrankungen

Psychische Erkrankungen sind die häufigste Komplikation nach einer Geburt. Jede fünfte Frau ist davon betroffen. Neben der postpartalen Depression gibt es noch andere postpartale psychische Erkrankungen. Grundsätzlich gilt, dass jede psychische Erkrankung auch postpartal auftreten kann. Die Therapie richtet sich nach der im Vordergrund stehenden Symptomatik (unterstützende Gespräche, Psychotherapie, medikamentöse Behandlung). Einige der typischen Erkrankungen stelle ich dir hier kurz vor.

Posttraumatische Belastungsstörung (PTBS)

Eine traumatisch erlebte Geburt kann eine Posttraumatische Belastungsstörung (PTBS) auslösen. Ungefähr 3 bis 6 Prozent aller Frauen sind davon betroffen. Eine PTBS braucht immer eine traumatische Situation, die für die Frau (oder ihr Kind) subjektiv sehr bedrohlich ist, in der sie sich ohnmächtig fühlt oder Kontrollverlust erfährt.

Symptomatisch zeigt sich eine PTBS im Wiedererleben der traumatischen Situation, wie etwa der Geburt, durch Flashbacks oder Albträume. Oft sind Betroffene sehr angespannt, überaus schreckhaft und stets in »Habachtstellung«. Auch meiden sie Reize, die mit dem Ereignis verbunden sind.

Checkliste PTBS

Bitte suche dir Unterstützung durch eine Fachperson, falls du:

- ☐ die Geburt oder Teile davon in Gedanken oder Träumen immer wieder erlebst,
- ☐ Situationen vermeidest, die dich an deine Geburt erinnern,
- ☐ dich abgestumpft fühlst, gleichgültiger und so, als könntest du weniger Freude empfinden,
- ☐ dich aus sozialen Kontakten zurückziehst oder entfremdet von anderen fühlst,
- ☐ die Überzeugung entwickelt hast, die Welt sei ein gefährlicher, unschöner Ort,
- ☐ dir selbst die Schuld dafür gibst, was unter der Geburt passiert ist und dich dafür schämst,
- ☐ die Symptome länger als vier Wochen erlebst und sie dich in deinem Leben belasten.

Postpartale Angststörung

Angststörungen, einschließlich Panikstörungen, treten etwa genauso häufig auf wie depressive Störungen, nämlich bei rund 13 Prozent aller Frauen. Viele Anzeichen von postpartaler Depression und postpartaler Angst überschneiden sich, wie beispielsweise Schlafprobleme, Schwierigkeiten beim Entspannen und Reizbarkeit. Frauen, die an postpartaler Depression leiden, zeigen oft auch Anzeichen von Angst. Aber nicht alle Frauen, die unter Angst leiden, sind auch depressiv. Die korrekte Diagnosestellung ist entscheidend, da Frauen mit postpartaler Angst möglicherweise nicht so gut auf Behandlungen für Depressionen ansprechen.

Betroffene Frauen leiden unter Panikattacken. Sie haben intensive Angstanfälle, begleitet von körperlichen Symptomen wie einem rasenden Herzschlag, Gefühlen von Verzweiflung, Atemnot und Schwindel und/oder ängstlichen

Gedanken. Mit Letzteren sind wiederkehrende Grübeleien gemeint: Die Frauen denken häufig an mögliche Gefahren für die eigene Gesundheit oder die des Kindes, fühlen sich von der Mutterrolle überfordert und unfähig. Sie bleiben dann die ganze Nacht wach aus Angst, dass das Baby im Schlaf nicht mehr atmet, oder sie haben Angst, das Baby für ein paar Minuten mit einer vertrauten Person oder dem Partner allein zu lassen. Manchmal löst allein bereits der Gedanke, das Haus zu verlassen, Herzrasen aus.

Ähnlich wie bei der postpartalen Depression können hormonelle Veränderungen zu einem Anstieg der postpartalen Angst führen, sie kann aber auch in Reaktion auf reale Belastungen auftreten. Eine Vorgeschichte von Schwangerschaftsverlust (Fehlgeburt oder Totgeburt) erhöht ebenfalls das Risiko, postpartale Angst zu entwickeln. Wenn vor oder während der Schwangerschaft bereits eine Angststörung bestand, können auch nach der Geburt erneut ängstliche Symptome auftreten.

Checkliste Angst

Bitte suche dir Unterstützung durch eine Fachperson, falls du:

- ☐ physische Symptome hast, die plötzlich und intensiv einsetzen, wie Herzrasen, Schwindel, Zittern oder Atemnot,
- ☐ dich nervös oder permanent angespannt fühlst,
- ☐ seit der Geburt deutlich ängstlicher als zuvor bist und dich das in deinem alltäglichen Leben belastet,
- ☐ das Gefühl hast, deine Ängste nicht mehr kontrollieren zu können, sie auf alle möglichen Bereiche »überspringen«,
- ☐ ohne einen angemessenen Grund Ängste erlebst, und du übermäßig vorsichtig bist, auch in Situationen, die nicht gefährlich sind,
- ☐ die Symptome länger als vier Wochen erlebst und sie dich in deinem Leben belasten.

Postpartale Zwangsstörung

Etwa 3 bis 5 Prozent aller Frauen erleben in der postpartalen Phase Symptome einer Zwangsstörung. Dazu zählen Zwangsgedanken (aufdringliche, ungewollte Gedanken), die von Zwangshandlungen begleitet sein können. Das sind zielgerichtete Verhaltensweisen, um Belastung zu lindern (Dinge kontrollieren, waschen, zählen). Diese Symptome können für Mütter beängstigend sein, vor allem wenn die Gedanken das Wohlbefinden des Babys betreffen. Typische (sogenannte intrusive) Gedanken sind etwa, das Baby aus dem Fenster zu werfen, mit dem Messer zu verletzen oder im Schlaf zu ersticken. Oft fühlt es sich so an, als kämen diese Gedanken aus heiterem Himmel.

Aber keine Angst: Die Umsetzungswahrscheinlichkeit ist äußerst gering, viel größer ist die Wahrscheinlichkeit, dass Mütter aus Angst vor der Umsetzung Dinge und Auslöser vermeiden, was Leidensdruck erzeugen kann.

Checkliste Zwang

Bitte suche dir Unterstützung durch eine Fachperson, falls du:

- ☐ belastende Gedanken hast, die sich stetig wiederholen und ungewollt in den Vordergrund drängen und die mit der Angst verbunden sind, dem Baby Schaden zuzufügen,
- ☐ Handlungen oder Rituale durchführst, um belastende Gedanken loszuwerden oder sie (kurzfristig) zu beruhigen (Kontrolle des Babys, übermäßiges Waschen, permanente Rückversicherung),
- ☐ nervös oder ängstlich wirst, wenn du dein gewohntes Ritual nicht durchführen kannst,
- ☐ das Gefühl hast, du kannst niemandem von deinen Gedanken erzählen, weil du sonst für »verrückt« gehalten wirst,
- ☐ diese Gedanken in den letzten zwei Wochen an den meisten Tagen hattest und sie dich in deinem Alltag oder in der Betreuung deines Kindes beeinträchtigen.

Postpartale Psychose

Die postpartale Psychose ist eine schwere Form einer psychischen Erkrankung, die nach der Geburt auftreten kann. Sie betrifft etwa ein bis zwei von tausend Müttern, tritt in den ersten Wochen nach der Geburt auf und zeigt sich in extremen Stimmungsschwankungen, entweder in Form von übersteigerter Euphorie oder tiefer Traurigkeit, oft begleitet von psychotischen Symptomen (Halluzinationen, Stimmen hören), Verwirrtheit und ungewöhnlichem Verhalten.

Postpartale Psychosen sind sehr ernste psychiatrische Notfälle, die sowohl die Mutter als auch das Kind und die Familie stark belasten können. Betroffene Frauen müssen sich schnellstmöglich in einer Klinik vorstellen. Die genauen Ursachen sind noch nicht vollständig geklärt und lassen sich nicht allein auf die hormonellen Veränderungen nach der Geburt zurückführen. Frauen, die ein höheres Risiko für eine postpartale Psychose haben, sind alleinerziehende Erstgebärende, ältere Frauen, Frauen mit vorheriger Depression, einer psychiatrischen Vorgeschichte oder einer familiären Geschichte von psychischen Erkrankungen. Interessanterweise hat etwa die Hälfte der betroffenen Frauen vorher keine bekannten psychischen Probleme.

Checkliste Psychose

Symptome können meistens nicht von der betroffenen Person selbst, sondern nur von einer nahestehenden Person erkannt werden.
Eine Fachperson sollte dringend unterstützen, wenn deine Partnerin:

- ☐ Dinge sieht, hört oder riecht, die nicht real sind,
- ☐ zunehmend den Bezug zur Realität verliert und paranoid, desorientiert oder verwirrt wirkt,
- ☐ irrationale Überzeugungen entwickelt, die nicht mit der Realität übereinstimmen (Verfolgungen, Baby ist göttlich oder böse),
- ☐ starke Stimmungsschwankungen hat, also plötzlich sehr euphorisch ist und dann wieder sehr ängstlich oder reizbar ist.

Bei der postpartalen Psychose handelt es sich um einen Notfall! Sie kann zu lebensbedrohlichen Gedanken und Verhaltensweisen führen, die eine sofortige Behandlung erfordern.

Postpartale Wut

Bisher noch nicht gut untersucht, aber durchaus beachtenswert ist die Wut aufs Baby. Vermutlich handelt es sich dabei nicht um eine eigenständige Erkrankung, jedoch um etwas, was bei vielen Müttern Schuldgefühle auslöst.

Das Hauptsymptom ist die Wut. Du rastest bei Dingen, die dich normalerweise nicht so aufregen, aus, fühlst dich permanent gereizt oder frustriert oder verspürst den Drang, jemand anderen anzuschreien oder etwas kaputt schlagen zu können. Gefährlich wird es dann, wenn du beginnst, die Kontrolle über deine Wut zu verlieren, und wirklich körperlich oder verbal aggressiv wirst – insbesondere gegenüber deinem Baby.

Die Ursachen für die postpartale Wut können einerseits hormonell sein, etwa durch den starken Abfall von Progesteron und Östrogen. Andererseits werden Schlafmangel, Überforderung und Schwierigkeiten, mit den Veränderungen im Leben, der Partnerschaft oder des Körpers umzugehen, genannt. Solche Gefühle sind keineswegs selten oder ungewöhnlich. Sie können ein Ausdruck von Überforderung und Erschöpfung sein.

Dennoch solltest du dir Hilfe suchen, wenn du:

- das Gefühl hast, häufiger die Kontrolle über deine Wut und Aggressionen zu verlieren,
- dein Baby mehrfach angebrüllt oder sogar geschlagen hast.

Wenn du daran denkst, dir selbst oder deinem Baby etwas anzutun, wähle sofort den Notruf (112), und lass dir helfen.

Für dein Wochenbett im Allgemeinen, aber auch alle möglichen psychischen Erkrankungen gilt: Du bist nicht allein und es gibt Hilfe. Viele Mütter befürchten, das Jugendamt könne die Kinder »wegnehmen«, wenn sie sich offenbaren würden, daher verschweigen sie Symptome. Das ist keine gute Idee, bekommen Betroffene so doch nur verspätete oder keine adäquate Hilfe.

Entscheidend ist, auf die eigene Psyche zu achten und sich gegebenenfalls professionelle Hilfe zu suchen. Ich kann das nicht oft genug wiederholen: Insbesondere in der Phase des Wochenbetts ist es wichtig, auf die eigenen Bedürfnisse einzugehen. Es ist keine Schwäche, um Hilfe zu bitten, sondern ein Akt der Stärke und Selbstfürsorge, und auch ein Zeichen der Liebe für dein Kind.

Schreibabys und High-Need-Babys – Umgang und Unterstützung

Ein Schreibaby oder ein High-Need-Baby kann für Eltern eine große Herausforderung darstellen. Diese Babys weinen häufiger und intensiver und benötigen oft mehr Aufmerksamkeit und Fürsorge als andere. Dies kann bei Eltern zu Gefühlen der Hilflosigkeit und Überforderung oder eben großer Wut führen. Hier sind einige Tipps, wie du als Elternteil damit umgehen kannst:

- **Beruhigende Routinen:** Versuche, beruhigende Routinen zu etablieren, wie sanftes Wiegen, Singen oder das Abspielen ruhiger Musik. Manchmal kann auch eine Fahrt im Kinderwagen oder Auto beruhigend wirken.
- **Körperkontakt:** Viele Schreibabys reagieren positiv auf engen Körperkontakt. Tragen in einem Tragetuch oder einer Babytrage kann helfen, das Baby zu beruhigen und gleichzeitig die Bindung zu stärken.
- **Ruhige Umgebung:** Versuche, eine entspannte Umgebung zu schaffen. Zu viele Reize können ein Schreibaby überfordern.

- **Pausen für dich:** Gönn dir auch Pausen. Übermüdung und Stress können es schwieriger machen, geduldig und ruhig zu bleiben. Scheue dich nicht, Familie oder Freunde um Hilfe zu bitten.
- **Professionelle Unterstützung:** Wenn du das Gefühl hast, überfordert zu sein, zögere nicht, professionelle Hilfe in Anspruch zu nehmen. Eine Hebamme, ein Kinderarzt, eine Schreibabyambulanz oder eine Familienberatungsstelle können wertvolle Unterstützung und Ratschläge bieten.
- **Akzeptanz:** Akzeptiere, dass manche Babys einfach mehr Fürsorge benötigen und dass dies keine Reflexion deiner Fähigkeiten als Elternteil ist. Geduld und Liebe sind hier die Schlüsselworte.
- **Informieren und Austauschen:** Informiere dich über Schreibabys und High-Need-Babys, und tausche dich mit anderen Eltern aus, die ähnliche Erfahrungen gemacht haben. Das kann dir helfen, deine Situation besser zu verstehen und zu bewältigen.

Kapitel 4

Selbstfürsorge

In diesem Kapitel erfährst du:

- was Selbstfürsorge konkret ist,
- wie du dich selbstfürsorglich behandelst, auch wenn du eigentlich keine Zeit dafür hast, und
- wie du deine Bedürfnisse erkennst und kommunizierst (auch wenn der andere Selbstfürsorge für Quatsch hält).

Warum Selbstfürsorge entscheidend ist

Ein englisches Sprichwort sagt: »You can't pour from an empty cup«, was so viel bedeutet, dass du nicht aus einem leeren Gefäß schöpfen kannst. Diese Weisheit ist für deine Zeit im Wochenbett besonders relevant. Um diese besondere Phase mit deinem Baby und als junge Familie wirklich genießen zu können, ist Selbstfürsorge entscheidend. Indem du gut für dich selbst sorgst und psychisch stabil bleibst, schaffst du die Grundlage, um auch für andere da sein zu können – sei es für dein Baby, deine Familie oder deine Freunde.

Im stressigen Alltag sparst du meistens an der Zeit für dich, was längerfristig viele deiner Beschwerden verstärkt. Ich kenne viele Mütter, die sich sogar den Gang zur Toilette verkneifen, wenn das Kind gerade auf ihrem Bauch eingeschlafen ist. Die nicht spazieren gehen, aus Angst, das Kind eine halbe Stunde nicht zu sehen.

In dieser intensiven Zeit fallen oft grundlegende Bedürfnisse hinten runter. Du vernachlässigst vielleicht gute Mahlzeiten, da der gewohnte Tagesrhythmus verändert ist und du dich fühlst, als seist du neben der Spur. Körperlich kann das sehr belastend sein. Auch sozial kann das Wochenbett für dich eine Herausforderung darstellen. Einsamkeit ist ein großes Thema. Vertrau dich einer Freundin an, und lade sie ein, um diesen Gefühlen entgegenzuwirken.

Der Schlüssel liegt darin, einen schönen Alltag zu gestalten, in dem die Bedürfnisse und Grenzen aller Familienmitglieder gehört und respektiert werden. Dies bedeutet, sich bewusst Zeit für Erholung und Entspannung zu nehmen, Momente des Glücks im Alltag zu finden und sicherzustellen, dass auch deine eigenen Bedürfnisse nicht zu kurz kommen. Es geht darum, ein Gleichgewicht zu finden, indem du dich um dich selbst kümmerst, während du gleichzeitig die neuen Herausforderungen und Freuden des Elternseins erlebst. Indem du dich selbst pflegst und wertschätzt, kannst du die Zeit mit deinem Baby und deiner Familie in vollen Zügen genießen und eine liebevolle, unterstützende Umgebung für alle schaffen.

In diesem Kapitel findest du einige konkrete Schritte und Ideen, die dir helfen können, die Selbstfürsorge in deinen Wochenbett-Alltag zu integrieren –

auch wenn du dafür eigentlich keine Zeit hast. Eine Daumenregel, an der du dich orientieren kannst, ist, eine Stunde am Tag für dich zu haben. Das Gleiche gilt für deinen Partner.

Ein entscheidender Punkt, um deine Selbstfürsorge guten Gewissens in deinen Alltag einzubauen, ist: Sprich mit deinem Partner klar und konkret über deine Bedürfnisse und Erwartungen. Gemeinsam könnt ihr Zeiten festlegen, in denen du dich um dich selbst kümmern kannst, während der andere sich um das Baby kümmert. Du darfst dir Zeiten einfordern, auch wenn dein Partner in Vollzeit arbeitet und du das Gefühl hast, »nur« zu Hause zu sein. Ihr seid ein Elternteam.

Übung: **Fülle dein Gefäß**

Nur wenn dein Gefäß gefüllt ist, kannst du aus ihm schöpfen. Schreibe hier alles auf, was dir guttut und dir hilft, deine Ressourcen wieder aufzubauen.

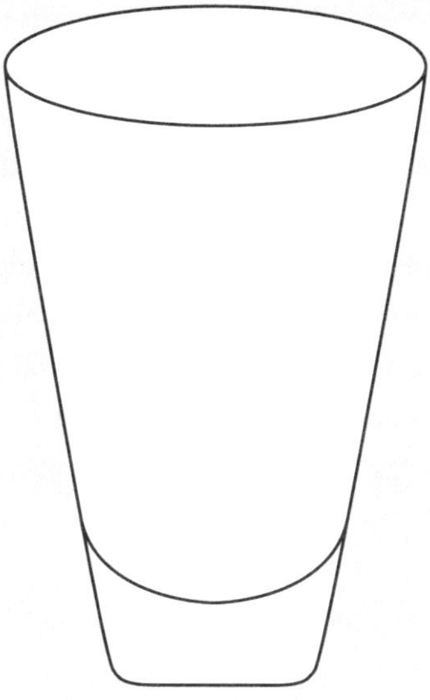

Was bedeutet Selbstfürsorge überhaupt?

Dein Alltag hat sich nach der Geburt stark verändert, du gehst in Aufgaben und Organisation unter und hast trotzdem das Gefühl, nichts richtig zu schaffen. Du selbst bleibst gefühlt dauernd auf der Strecke – obwohl du spürst, dass weder dein Körper noch deine Psyche sich richtig von der Geburt erholt haben. Und obwohl du weißt, dass du nur psychisch stabil gut für dein Baby sorgen kannst und dir mehr Zeit für dich einräumen solltest, erledigst du trotzdem noch die zehnte Aufgabe »nebenbei«, obwohl du schon erschöpft bist und ein Bedürfnis nach Ruhe und Entspannung verspürst.

Damit du dich selbst fürsorglich behandeln kannst, ist es zunächst erforderlich, dass du eine Einstellung entwickelst, die dies zulässt. Für dich bedeutet das, dass du die eigenen Bedürfnisse ernst nimmst, dir die Erfüllung dieser Bedürfnisse gönnst und dem auch eine angemessene Priorität gegenüber anderen Plänen und Verpflichtungen einräumst.

Eine fürsorgliche Mutter sorgt für die Bedürfnisse ihrer Kinder. **Sei dir aber auch selbst eine gute Mutter und berücksichtige deine eigenen Bedürfnisse.** Aufbauend auf dieser Einstellung gilt es dann, konkretes Verhalten zu planen und umzusetzen.

Wenn du deine eigenen Bedürfnisse zugunsten deiner Rolle als Mutter dauerhaft zurückstellst, kann das bei dir zu einem emotionalen Ungleichgewicht führen und deine psychische Gesundheit beeinträchtigen. In meine Beratung kommen Frauen, die den Eindruck haben, »nur noch zu funktionieren«. Sie beschreiben eine innere Leere und Freudlosigkeit, berichten von Schlafproblemen und davon, dass ihnen nichts mehr Freude macht. Fehlt es dir an Selbstfürsorge, kann das sogar zu mangelndem Selbstwert führen. Warum Mütter besonders gefährdet sind, wegen Überlastung psychisch zu erkranken, erfährst du in Kapitel 5.

Selbstfürsorge meint die bewusste und aktive Pflege deines Wohlbefindens und deiner Gesundheit auf körperlicher, emotionaler, geistiger und sozialer Ebene. Im nächsten Abschnitt erkunden wir diese Aspekte noch genauer. Selbstfürsorge ist ein proaktiver Ansatz, der darauf abzielt, für sich selbst zu sorgen, ähnlich wie du es für andere (vor allem dein Baby) tun würdest.

Selbstwert und Selbstfürsorge

Selbstfürsorge und Selbstwert sind eng miteinander verbunden. Sie wirken aufeinander wie ein sich verstärkender Kreislauf: Indem wir uns selbst als wertvolle Person erkennen und ernst nehmen, entwickeln wir die Bereitschaft, für unser Wohlbefinden zu sorgen. Gleichzeitig stärkt eine achtsame Selbstfürsorge unser Gefühl der Selbstwertigkeit. An beiden Seiten können wir ansetzen, um die jeweils andere Seite zu stärken.

Im Einzelnen heißt das: Wenn wir uns selbst fürsorglich behandeln, geben wir uns die nötige Aufmerksamkeit und Zuneigung, um unsere inneren Bedürfnisse zu erfüllen. Das schafft nicht nur ein Gefühl des Wohlbefindens, sondern sendet auch eine Botschaft an unser inneres Selbst: »Du bist wichtig, und deine Bedürfnisse zählen.«

Wir erkennen damit an, dass wir es wert sind, uns Zeit zu nehmen, für uns zu sorgen und uns selbst mit Freundlichkeit zu begegnen. Diese positive Selbstwahrnehmung bildet die Grundlage für ein starkes Selbstwertgefühl.

Umgekehrt wirkt ein solides Selbstwertgefühl als Antrieb für Selbstfürsorge. Wenn wir uns selbst als wertvoll und liebenswert betrachten, sind wir eher geneigt, uns Gutes zu tun, uns zu pflegen und uns die notwendige Ruhe und Entspannung zu gönnen.

Die Investition in deine Selbstfürsorge ist also zeitgleich eine Arbeit an deinem Selbstwert – und lohnt sich somit doppelt.

Selbstfürsorge beinhaltet verschiedene Tätigkeiten und Gewohnheiten, die darauf abzielen, Stress zu reduzieren, deine Lebensqualität zu verbessern und deine individuellen Bedürfnisse zu erfüllen – langfristig und in ausgewogenem Maß.

Je nachdem, welches Bedürfnis bei dir im Vordergrund steht, kann Selbstfürsorge unterschiedliche Formen annehmen. Sie kann bedeuten, dich zu entspannen, dich auszuruhen oder dich einfach zu verwöhnen, wenn du das Bedürfnis nach Lebensfreude und Genuss verspürst.

Selbstfürsorge kann aber auch heißen, Herausforderungen anzunehmen, dich anzustrengen, um Erfolge zu erzielen, oder unangenehme Gespräche zu führen, um mehr Selbstbestimmtheit zu erleben. Sie ist also vielfältiger als nur die Aufforderung, »mehr schöne Dinge zu tun«. In vielen Fällen trifft das sicherlich zu. Aber manchmal fehlt es nicht an schönen Momenten, sondern an sinnvollen oder zielgerichteten Aktivitäten.

Erkunde deine Bedürfnisse

Selbstfürsorge besteht aus mehreren Aspekten, der *körperlichen, emotionalen, geistigen, sozialen* und *spirituellen* Selbstfürsorge. Spürst du einen Mangel in einem dieser Bereiche, der dich belastet? Wenn nicht, ist das in Ordnung. Wenn dir aber etwas fehlt, ist es ratsam, dagegen anzugehen.

Du bist herzlich eingeladen, dir selbst Gedanken darüber zu machen, welche Aspekte der Selbstfürsorge du aus deinem Alltag bereits kennst, aber auch, dir die Ideen und Inspiration zu nehmen, die gut für dich passen. Dabei musst du nicht alle Punkte gut finden oder gar umsetzen. Es geht vielmehr darum zu verstehen, dass »viele Wege nach Rom führen« und du dir die Strategien herauspicken sollst, die du so in dein Leben integrieren kannst, dass sie dir nicht zusätzlich Stress machen. **Selbstfürsorge soll kein weiterer Punkt auf der To-do-Liste sein.**

Nimm dir gern ein kleines Notizheft oder dein Handy und notiere dir gleich deine Gedanken und Ideen dazu.

Körperliche Selbstfürsorge

Im Wochenbett ist es entscheidend, dass du deinem Körper die Aufmerksamkeit und Pflege gibst, die er verdient und benötigt. Nach der Geburt durchläuft er eine intensive Heilungsphase. Mach dir bewusst, wie du deinen Körper in dieser sensiblen Zeit unterstützen kannst.

Reflexionsfragen

- Wie helfe ich meinen Körper dabei, von den Geburtsverletzungen oder dem Kaiserschnitt zu heilen?
- Inwiefern ist meine körperliche Verfassung mit meiner emotionalen Balance verbunden?
- Welche körperlichen Warnsignale nehme ich nicht ernst genug?

Ideen

Ausgewogene Ernährung

- Priorisiere nährstoffreiche Lebensmittel, die die Heilung fördern (wie Protein, Vitamine, Eisen).
- Bleibe hydratisiert, besonders beim Stillen. Stell dir Wasser überall dort hin, wo du stillst oder dich häufig mit deinem Baby aufhältst.
- Plane einfache, aber nahrhafte Mahlzeiten vor oder bitte Familie/Freunde um Unterstützung bei der Essenszubereitung.

Ausreichend Schlaf

- Nutze die Schlafenszeiten des Babys für eigene Ruhephasen.
- Erwäge ein Schichtsystem mit deinem Partner für nächtliche Babypflege, um längere Schlafphasen zu ermöglichen.

Medizinische Vorsorge und Narbenpflege

- Halte alle Nachsorgetermine beim Arzt/der Hebamme ein.
- Bei Kaiserschnitt: Pflege die Narbe gemäß ärztlicher Anweisung (sanftes Reinigen, trocken halten).

Medikamenteneinnahme

- Nimm verschriebene Medikamente, wie Schmerzmittel oder Eisenpräparate, wie verordnet ein.

Emotionale Selbstfürsorge

Das Wochenbett ist eine Zeit großer emotionaler Intensität und Veränderung. Viele Frauen kämpfen in dieser Phase mit Herausforderungen wie dem Stillen, das oft nicht sofort reibungslos funktioniert. Diese Schwierigkeiten können Gefühle der Frustration und Enttäuschung hervorrufen, besonders wenn du hohe Ansprüche an dich selbst stellst. Jetzt ist emotionale Selbstfürsorge besonders von Belang, um durch diese intensiven Gefühle zu navigieren und sie zu verarbeiten.

Reflexionsfragen

- Erlaube ich mir, alle meine Gefühle, auch die schmerzlichen, anzuerkennen, anstatt dagegen anzukämpfen? Spreche ich mit meiner Hebamme, und weiß mein Partner Bescheid, wie es mir geht?
- Nutze ich liebevolle Worte des Trostes, wenn ich mir selbst gegenüberstehe? Erlaube ich mir, mein Geburtserlebnis gut zu verarbeiten?
- Welche bestehenden Methoden der emotionalen Selbstfürsorge setze ich bereits ein, und gibt es neue Ansätze, die ich gerne ausprobieren würde?

Ideen

Strategien finden und anwenden

- Nimm dir Zeit, dieses Buch zu lesen.
- Wähle Strategien aus, die zu deiner Situation passen, und versuche, sie in deinen Alltag zu integrieren.

Erlaube dir, Fehler zu machen

- Akzeptiere, dass Perfektion in der Mutterschaft nicht existiert.
- Sieh Fehler als Lernmöglichkeiten und nicht als Versagen.

Digitale Auszeit

- Plane bewusst Zeiten ohne digitale Medien ein, um Überstimulation zu vermeiden.
- Nutze diese Zeit für Ruhe, Entspannung oder um dich mit deinem Baby zu verbinden.

Emotionen zulassen und Sorgen von der Seele schreiben

- Führe ein Tagebuch, um deine Gedanken und Sorgen festzuhalten. Das Aufschreiben hilft, Gefühle zu verarbeiten und den Kopf zu klären.
- Nimm dir täglich Zeit, um in dich hineinzuhorchen und deine Gefühle zu erkennen.
- Erlaube dir, alle Emotionen zu fühlen, ohne sie zu bewerten oder zu unterdrücken.

Grenzen setzen

- Lerne, Nein zu sagen, wenn du dich überfordert fühlst.
- Setze klare Grenzen gegenüber Besuchern und Erwartungen, um Überforderung zu vermeiden.

Geistige Selbstfürsorge

Geistige Selbstfürsorge im Wochenbett bezieht sich auf die Pflege und Erhaltung deiner mentalen und kognitiven Gesundheit in einer Zeit, die oft von körperlichen und emotionalen Herausforderungen geprägt ist. Es geht darum, deinen Geist aktiv und gesund zu halten, besonders dann, wenn du dich durch den neuen Alltag mit deinem Baby überfordert fühlst oder Schwierigkeiten hast, dein Gedankenkarussell zur Ruhe zu bringen.

Reflexionsfragen

- Wie schaffe ich es, auf geistiger Ebene für mich zu sorgen, wenn mich der Alltag belastet oder mein Kopf nicht abschalten will?
- Gibt es spezielle Techniken oder Übungen, die ich in solchen Momenten anwenden könnte? Wäre Meditation eine Möglichkeit für mich?
- Gibt es bestimmte Bilder oder Vorstellungen, die mir helfen, einen klaren und ruhigen Geist zu bewahren?

Ideen

Zeit für Ruhe und Entspannung

- Plane bewusst Zeiten ein, in denen du dich zurückziehst und entspannst, während dein Baby schläft oder dein Partner sich um das Baby kümmert.
- Nutze diese Momente für ruhige Aktivitäten wie sanfte Musik hören, ein entspannendes Buch lesen oder die Stille genießen.

Kreative Aktivitäten

- Wenn du über das persönliche Tagebuchschreiben hinausgehen willst: Schreibe über deine Erfahrungen, Gefühle und Gedanken in einem Blog, falls du deine Erfahrungen mit anderen teilen möchtest.
- Scrapbooking: Erstelle ein Scrapbook mit Erinnerungen an die Schwangerschaft und die ersten Wochen mit deinem Baby. Dies kann Fotos, Notizen und andere Erinnerungsstücke umfassen.
- Malen und Zeichnen: Nutze ruhige Momente, um zu malen oder zu zeichnen. Dies kann eine entspannende Art sein, deine Gefühle auszudrücken und kreativ zu sein.
- Handarbeiten: Aktivitäten wie Stricken, Häkeln oder Nähen sind ideal, da sie neben der Kreativität auch eine beruhigende Wirkung

haben und leicht unterbrochen und wieder aufgenommen werden können.

- Fotografie: Nutze dein Smartphone oder eine Kamera, um besondere Momente oder alltägliche Szenen festzuhalten. Du kannst auch mit der Bearbeitung von Fotos experimentieren.
- Musik: Wenn du ein Musikinstrument spielst, nimm dir Zeit dafür. Oder erstelle eine Playlist mit Liedern, die dir Kraft geben oder dich entspannen.

Verständnis für die Funktionsweise unseres Gehirns

- Informiere dich, wie das Gehirn auf Stress reagiert, etwa über Podcasts.
- Nutze dieses Wissen, um deine eigenen Reaktionen und Gefühle besser zu verstehen und zu akzeptieren.

Meditation und Achtsamkeit

- Integriere kurze Meditationssitzungen in deinen Tag, um geistige Klarheit und Ruhe zu fördern (etwa über geleitete Meditationen auf Videoportalen wie YouTube oder bei Audio-Streaminganbietern wie Spotify oder über Apps mit Bodyscan). Du kannst schon mit fünf Minuten starten. Oder beginne mit einfachen Atemübungen wie der bereits vorgestellten Quadratatmung.
- Übe Achtsamkeit in alltäglichen Momenten, wie beim Stillen deines Babys oder beim Spaziergang, um im Hier und Jetzt zu bleiben.

Soziale Selbstfürsorge

Deine sozialen Beziehungen verändern sich im Wochenbett, ebenso die Art und Weise, wie du soziale Aktivitäten erlebst und gestaltest. Entscheidungen wie ein Nein zum Besuch von Omas Geburtstag erfordern Abgrenzungsfähigkeiten, der Kaffee mit einer Freundin mehr Überlegung und Planung. Für dich geht es jetzt darum, die Deutungshoheit über Besuche und soziale Interaktionen zu behalten und zu lernen, wie du deine Bedürfnisse und die deines Babys in Einklang bringen kannst. Die Herausforderung besteht darin, soziale Aktivitäten so zu planen, dass sie für dich und dein Baby angenehm sind und du gleichzeitig deine eigenen Grenzen respektierst und kommunizierst.

Reflexionsfragen

- Bin ich in der Lage, gesunde Grenzen in meinen sozialen Beziehungen zu setzen? Gibt es Beziehungen, in denen ich Schwierigkeiten damit habe?
- Welche Art von Unterstützung benötige ich gerade jetzt von Freunden und Familie? Bin ich offen dafür, um Unterstützung zu bitten, wenn ich sie brauche?
- Fühle ich mich manchmal einsam oder isoliert? Gibt es Schritte, die ich unternehmen könnte, um meine soziale Unterstützung zu erweitern?
- Wie gehe ich mit sozialen Situationen um, die in meiner Heilungsphase potenziell stressig sein könnten? Gibt es Strategien, um diese Situationen angenehmer zu gestalten?

Ideen

Teilnahme an Babykursen

- Melde dich für Babykurse an, die auch für Neugeborene geeignet sind. Dies kann eine großartige Möglichkeit sein, um andere Eltern zu treffen und dich auszutauschen.
- Erkundige dich nach Online-Angeboten, falls das Verlassen des Hauses schwierig ist.
- Nimm an Känguruspaziergängen teil, bei denen du mit deinem Baby im Tragetuch spazieren gehst.

Brief an eine »alte« Freundin

- Nutze die ruhigen Momente, um einen Brief an eine langjährige Freundin zu schreiben. Das kann eine wunderbare Möglichkeit sein, um Gedanken und Gefühle zu teilen.

Kontakt zu anderen Müttern

- Viele Ideen dazu gibt es in Kapitel 9 dieses Buches.

Grenzen setzen

- Du musst dich nicht verpflichtet fühlen, dein Baby herumzureichen, wenn du dich damit unwohl fühlst. Setze klare Grenzen zum Wohl deines Babys und deines eigenen. Auch das ist Selbstfürsorge.

Ortsauswahl für Aktivitäten

- Wähle für soziale Aktivitäten Orte, die babyfreundlich und nicht zu weit von zu Hause entfernt sind, um Stress zu vermeiden.
- Berücksichtige Orte mit Wickelmöglichkeiten und ruhigen Ecken für eventuelles Stillen oder Beruhigen des Babys.
- Vermeide übermäßig anstrengende oder zeitintensive Unternehmungen.

Spirituelle Selbstfürsorge

Unter Spiritualität versteht man die Suche nach Sinn, Zweck und Verbindung, sei es mit sich selbst, der Natur, dem Universum oder einer höheren Macht. Es geht darum, einen tieferen Sinn in deinem Leben zu finden und dich mit etwas Größerem als dir selbst in Kontakt zu fühlen. Das kann besonders im Wochenbett, einer Zeit intensiver emotionaler Erfahrungen und Veränderungen, eine wichtige Rolle spielen – muss es aber nicht.

Reflexionsfragen

- Welche spirituellen Rituale bringen mir Frieden und Ruhe?
- Gibt es bestimmte Orte oder Aktivitäten, die mir ein Gefühl von spiritueller Verbundenheit vermitteln?
- Wie drücke ich Dankbarkeit aus?
- Gibt es Aktivitäten oder Handlungen, bei denen ich mich ganz und gar engagiere und in denen ich einen tieferen Sinn finde?

Ideen

Aufwachrituale

- Beginne deinen Tag mit ein paar bewussten Atemzügen.
- Überlege dir beim Aufwachen drei Dinge, für die du dankbar bist.

Bewusste Achtsamkeit im Alltag

- Nutze Spaziergänge mit dem Baby, um die Natur bewusst wahrzunehmen und frische Luft zu genießen.
- Praktiziere bewusstes Atmen während des Stillens oder Fütterns, um dich zu zentrieren und den Moment zu genießen.

Volle Hingabe bei einer Tätigkeit

- Wähle eine tägliche Aktivität, wie das Baden deines Babys, und konzentriere dich ganz darauf, ohne an anderes zu denken.
- Schaffe ein Umfeld ohne Ablenkungen (und zehn To-dos im Kopf).

Dankbarkeitsrituale

- Führe ein Dankbarkeitstagebuch, in dem du täglich positive Erlebnisse oder Gefühle festhältst.
- Teile am Ende des Tages mit deinem Partner oder einer Freundin, wofür du an diesem Tag dankbar bist.

Okay, zugegeben: Die Liste kann einen ganz schön erschlagen. Lass dich davon auf keinen Fall unter Druck setzen. Selbstfürsorge soll dir helfen und nicht zusätzlich stressen.

Du fragst dich nun vielleicht: Schön, ich möchte das ja alles machen, aber ich habe einfach keine Zeit in meinem Alltag. Und das kann ich gut verstehen. Deshalb widmet sich der kommende Abschnitt genau diesem Thema: Wie setze ich diese Punkte um, wenn ich eigentlich gar keine Zeit habe?

Mehr Balance im Alltag

Versuche, in kleinen Schritten zu denken und dir machbare Ziele zu setzen, denn zu hohe Erwartungen führen zu Frust. Die Zeit des Wochenbetts ist Transformation genug. Jetzt das ganze Leben umkrempeln und die Selbstfürsorge-Königin werden zu wollen, ist ziemlich ambitioniert. Je kleiner die Schritte, desto eher siehst du Erfolge und desto eher bist du motiviert, weiterzumachen. Hier findest du einige Ideen zur konkreten Umsetzung:

- **Prioritäten setzen:** Je knapper die Zeit, desto maßgeblicher ist Priorisierung. Identifiziere die Bereiche deiner Selbstfürsorge, die du nicht vernachlässigen möchtest, wie Schlaf oder Ernährung. Versuche, diese grundlegenden Bedürfnisse so gut wie möglich zu erfüllen. Das heißt: Essensboxen/Essenslieferungen sind wichtiger als ein neues Holzspielzeug. Schlafen (Powernapping) ist jetzt wichtiger als der Haushalt. Sei ehrlich zu dir und überdenke gerne die Balance zwischen deinen Ansprüchen und Bedürfnissen.
- **Feste Pausen einplanen:** Selbst kurze Pausen können dazu beitragen, Stress abzubauen und dich mit neuer Kraft aufzuladen. Plane dir immer mal wieder fest fünfzehn Minuten für dich ein. Nutze dazu kurze Momente, wenn dein Baby schläft oder durch jemand anderen betreut ist, um tief durchzuatmen oder zu meditieren, oder lege dich einen Moment auf dein Bett, und praktiziere zehn Mal einfach tiefe Bauchatmung.
- **Unterstützung annehmen:** Wenn Freunde oder Familienmitglieder Hilfe anbieten, sei offen dafür. Sie könnten beim Babysitten einspringen,

während du eine kurze Pause machst. Und ja: Pause zu machen, ist ein legitimer Grund für einen Babysitter.

- **Pragmatisch sein:** Finde Wege, um Selbstfürsorge in deine täglichen Aktivitäten zu integrieren. Das kann bedeuten, eine größere Portion zu kochen, um gesunde Mahlzeiten vorrätig zu haben, ein gutes Buch oder Hörbuch während des Stillens oder der Einschlafbegleitung zu genießen. Es gibt auch viele kurze Yogavideos online, die speziell für Mütter entwickelt wurden, auch mit Baby im Tragetuch.
- **Online-Ressourcen nutzen:** Es gibt viele Online-Plattformen und Communitys für frischgebackene Mütter, die Unterstützung und Ratschläge bieten. Hier kannst du dich austauschen und Tipps zur Umsetzung von Selbstfürsorge von anderen Müttern erhalten. Schau dazu auch ins Kapitel 9 und in den Anhang.

Wie erkenne ich, dass ich gut für mich sorge?

Das ist von Mensch zu Mensch unterschiedlich und kann sich im Laufe der Zeit ändern. Die Effektivität deiner Selbstfürsorge hängt von verschiedenen Faktoren ab, einschließlich deiner individuellen Bedürfnisse, deiner aktuellen Lebenssituation und deinem emotionalen Zustand. Allerdings können dir folgende Anzeichen zeigen, dass du gut für dich selbst sorgst:

- Du fühlst dich ausgeglichener und insgesamt emotional stabiler.
- Du kannst besser mit Stress umgehen und lässt dich weniger von alltäglichen Herausforderungen überwältigen.
- Du fühlst dich körperlich und geistig gesünder.
- Du genießt das Leben mehr und findest Freude an den kleinen Dingen.

Denke daran, dass Selbstfürsorge nicht immer viel Zeit in Anspruch nehmen muss. Selbst kleine Schritte können einen großen Unterschied machen. Wichtig dabei ist: realistische Erwartungen an dich selbst zu haben.

Für sich selbst sorgen ist ein fortwährender Prozess, es gibt keinen »perfekten« Zustand. Sei dir selbst gegenüber aufmerksam und überprüfe regelmäßig, wie es dir geht.

Bedürfnisse kommunizieren

Du möchtest Selbstfürsorge nun in deinen Alltag integrieren. Super! Einige Dinge gelingen dir auch mit Baby, bei anderen möchtest du gerne Unterstützung haben. Nun fällt es einigen Frauen sehr schwer, danach zu fragen. Sie schämen sich, glauben, schwach zu sein, wenn sie eine Pause brauchen, oder halten Selbstfürsorge generell für ein Luxusgut. Falls du auch dazugehörst, habe ich hier einige konkrete Ideen für dich, wie du nach Hilfe fragen kannst – und wie du auf Einwände reagierst.

Freunde

- **Deine Bitte:** »Ich merke, dass ich dringend etwas Zeit für mich brauche, um mich zu erholen. Könnten wir vielleicht einen Tag in der nächsten Woche finden, an dem ich eine Auszeit nehmen kann? Ich würde mich gerne mit euch treffen, wenn ihr auf das Baby aufpasst.«
- **Einwand von Freunden:** »Wir haben alle viel zu tun, da bleibt keine Zeit für Selbstfürsorge.«
- **Deine Antwort:** »Ja, wir sind alle beschäftigt, aber Selbstfürsorge ist entscheidend, um uns selbst und unseren Familien gegenüber auf lange Sicht gerecht zu werden. Lass uns gemeinsam überlegen, wie wir das organisieren können.«

Partner

- **Deine Bitte:** »Ich verstehe, dass du denkst, Selbstfürsorge ist Luxus, aber ich brauche sie für meine mentale Gesundheit. Wenn ich gestresst bin, kann ich nicht in meiner besten Verfassung sein, um für unsere Familie zu sorgen. Können wir gemeinsam überlegen, wie wir einen Abend in der Woche finden können, an dem ich mir Zeit für mich nehmen kann?«
- **Einwand vom Partner:** »Du bist doch den ganzen Tag zu Hause, das kann doch jetzt nicht auch noch meine Verantwortung sein!«
- **Deine Antwort:** »Ich verstehe, dass du dir vielleicht Sorgen um die Zeit oder die Verantwortung machst. Aber Selbstfürsorge ist entscheidend für meine psychische Balance. Ich möchte die bestmögliche Mutter sein, und das erreiche ich nur, wenn ich mich auch um mich selbst kümmere. Kannst du mir dabei helfen, eine Lösung zu finden, die für uns funktioniert? Vielleicht können wir ja beide davon profitieren.«

(Schwieger-)Eltern

- **Deine Bitte:** »Könnten wir einen Plan erstellen, bei dem ich gelegentlich einige Stunden für mich habe, während ihr auf das Baby aufpasst? Das würde mir sehr helfen.«
- **Einwand der (Schwieger-)Eltern:** »Ihr seid die Eltern, ihr müsst euch selbst um euer Baby kümmern.«
- **Deine Antwort:** »Ja, wir sind die Eltern und wir kümmern uns liebevoll um unser Baby. Aber ihr wisst sicherlich, dass es manchmal auch wichtig ist, dass wir uns Zeit für uns selbst nehmen, um wieder Energie zu tanken. Das ermöglicht es uns, noch bessere Eltern zu sein und unserem Baby die Aufmerksamkeit und Liebe zu schenken, die es verdient. Wir würden uns freuen, wenn ihr uns dabei unterstützen könntet, hin und wieder eine kurze Auszeit zu nehmen, damit wir als Familie gestärkt sind.«

Die innere Kritikerin

Manchmal bist du selbst deine eigene schärfste Kritikerin.

- **Dann denkst du vielleicht:** »Manchmal fühle ich mich schuldig, wenn ich Zeit für mich selbst einfordere, aber ich weiß, dass ich das brauche.«
- **Einwand der inneren Kritikerin:** »Es ist egoistisch, dich um dich selbst zu kümmern.«
- **Deine Antwort:** »Selbstfürsorge ist kein Akt von Egoismus, sondern eine notwendige Handlung, um für mein Baby und meine Familie da zu sein. Ich werde mich nicht schuldig fühlen, wenn ich mir die Zeit nehme, die ich brauche.«

Meine Selbstfürsorge

Liebe

Wenn du überlastet bist, merkst du es an:

Du zeigst oft folgende Symptome:

Und das tut dir dann gut:

Mach deine psychische Gesundheit zur Priorität.

Kapitel 5

Mutterschaft und Mental Load

In diesem Kapitel erfährst du:

- wie du in deine neue Rolle als Mutter finden kannst,
- wie du mit den neuen Verantwortlichkeiten gut umgehen kannst und wie ihr als Paar Lösungen findet, ohne in die Mental-Load-Falle zu tappen, und
- was passiert, wenn Mental Load chronisch wird und zum Burn-out führt.

Deine Identität als Mutter

Mutter werden und Mutter sein bedeutet eine große Veränderung in deiner Identität. Du bist plötzlich verantwortlich für ein maximal abhängiges Baby. Das kann wundervoll sein und genau das, was du immer wolltest – aber gleichzeitig auch überfordernd. Vielleicht hast du das Gefühl, die Zeit läuft viel schneller als sonst. Du wolltest immer eine entspannte Mama sein, eine, die so in sich ruht und die Zeit total genießen kann. Aber irgendwie ist das Gegenteil der Fall – du musst hundert Sachen erledigen und fühlst dich, als würdest du nicht eine davon richtig hinbekommen.

Die Veränderung deiner Identität betrifft noch viel mehr Bereiche. Deine komplette Lebenswelt wandelt sich. Vielleicht gehst du für eine Weile nicht mehr zur Arbeit, was eine große Umstellung bedeutet. Du ziehst dich möglicherweise (zwangsläufig) aus Freundschaften zurück oder kannst bestimmten Hobbys nicht mehr nachgehen, die dir früher wichtig waren. Dein sozialer und geografischer Radius wird vermutlich erst einmal viel kleiner, was sich auf dein Gefühl der Freiheit und Unabhängigkeit auswirken kann.

Studien zeigen, dass sich bei 70 Prozent aller Frauen die Lebensqualität nach der Geburt zunächst dauerhaft verringert. Diese Phase des Übergangs ist anspruchsvoll und mitunter schmerzhaft. Du stehst vor der Aufgabe, deine neue Rolle als Mutter zu akzeptieren und gleichzeitig einen Weg zu finden, deine eigenen Bedürfnisse und Wünsche nicht zu vernachlässigen.

Die gute Nachricht ist, dass die Lebensqualität auch wieder steigt, je älter die Kinder werden, im Durchschnitt sogar über das Ausgangsniveau vor der Geburt. Das könnte daran liegen, dass Mütter neue Fähigkeiten entwickeln, wie verbessertes Zeitmanagement, eine stärkere emotionale Resilienz und ein tieferes Verständnis für die Bedeutung von Beziehungen.

Die zahlreichen Änderungen in so vielen Lebensbereichen verschieben deine innere Architektur und führen somit zwangsläufig auch zu Identitäts- und Rollenkonflikten. Der Balanceakt zum Beispiel, gleichzeitig Partnerin und Mutter zu sein, aber auch eine gute Freundin, kann für dich herausfordernd sein.

Für manche von uns, die ihren Selbstwert vielleicht schon vor der Mutterschaft auf besondere Weise aufrechterhalten haben – sei es durch Leistungsorientierung oder Perfektionismus im Beruf –, kann die Mutterschaft das bereits etablierte Identitätsgefühl erschüttern, denn der neue Alltag kann nicht über Produktivität gemessen werden. **Das Wochenbett ist eine Zeit des Findens und Neudefinierens, eine Zeit, in der wir uns mit der Frage konfrontiert sehen: Wer bin *ich*, jetzt als Mutter?**

Manchmal kann es dabei hilfreich sein zu hinterfragen, was uns ausmacht. Vielleicht nimmst du dir kurz Zeit, um dir zu überlegen, wer *du* bist.

Die folgenden Reflexionsfragen sind darauf ausgerichtet, dir zu helfen, deine Identität in der neuen Lebensphase zu erforschen und zu festigen. Sie bieten dir die Möglichkeit, über deine Rolle als Mutter hinauszublicken und dich als ganzheitliche Person mit eigenen Bedürfnissen, Wünschen und Zielen zu betrachten.

Die Fragen sollen dich anregen, über die verschiedenen Aspekte deines Lebens nachzudenken – von deinen persönlichen Eigenschaften und Erfahrungen bis hin zu deinen Beziehungen und Zukunftsträumen. Sie helfen dir, ein tieferes Verständnis für dich selbst zu entwickeln und dafür, wie du dich in dieser neuen Rolle siehst und fühlst. Das Wochenbett ist nicht nur eine Zeit der Anpassung an das Leben mit einem neuen Baby, sondern auch eine Gelegenheit, deine eigene Identität zu reflektieren und zu stärken. Indem du dir Zeit nimmst, um diese Fragen zu beantworten, kannst du Klarheit über deine Werte, Überzeugungen und Ziele gewinnen und so einen Weg finden, der sowohl deinen Bedürfnissen als auch denen deines Babys gerecht wird.

Reflexionsfragen

Lebenserfahrungen

- Welche Lebenserfahrungen oder Ereignisse haben einen wesentlichen Einfluss auf meine Identitätsbildung gehabt? Gibt es bestimmte Ereignisse, die mich besonders geprägt haben?
- Wie hat die Erfahrung der Schwangerschaft und Geburt meine Sicht auf mich selbst beeinflusst?
- Was erwarte ich für die Zukunft?

Veränderungen

- Wie gehe ich insgesamt mit Veränderungen um?
- Wie habe ich mich bisher an die Veränderungen im Wochenbett angepasst und welche Auswirkungen hatte das auf mein Selbstbild und meine Identität als Mutter?
- Welche neuen Fähigkeiten habe ich im Umgang mit dem Baby entwickelt, beim Beruhigen und Erkennen seiner Bedürfnisse? Wie habe ich gelernt, selbst ruhiger zu werden?

Interessen und Leidenschaften

- Welche Interessen und Leidenschaften habe ich?
- In welchen Aktivitäten finde ich Erfüllung und Zufriedenheit?
- Wie könnte ich meine Interessen und Hobbys in meinen neuen Alltag integrieren, um ein Gefühl der Normalität und Zufriedenheit zu bewahren?

Meine Beziehungen

- Wie hat sich die Beziehung zu meinem Partner entwickelt? Wie meistern wir die Herausforderungen des Wochenbetts?
- Welche anderen Beziehungen sind mir besonders wichtig und wie tragen sie zu meiner Identität bei?
- Wie kann ich diese Beziehungen jetzt pflegen und aufrechterhalten in dieser besonderen Situation des Wochenbetts?

Erwartungen und Normen

- Inwiefern spiegele ich die Erwartungen und Normen meiner Umgebung in meiner Identität wider?
- Gibt es Bereiche, in denen ich mich jetzt anpassen oder abgrenzen möchte? Welche sind das gerade jetzt in der vulnerablen Postpartalzeit?
- Wie will ich meine eigene Identität in dieser neuen Lebensphase definieren und behaupten?

Dein Mutterbild

Bei manchen Frauen entsteht nach der Geburt der Wunsch, es besser machen zu wollen, als sie es selbst in der eigenen Kindheit erlebt haben. Sie wollen ihr Kind mit all dem versorgen, was sie selbst möglicherweise nicht hatten. Das wiederum kann mit einer tief sitzenden Angst einhergehen: zu versagen oder sich dazu zu zwingen, »alles perfekt« zu machen.

Versagensängste sind verständlich und menschlich. Wichtig ist jedoch zu erkennen, wie groß wir sie werden lassen können, ohne unseren inneren Freiraum zu stark einzuengen. Denn wir müssen auch die weniger glamourösen Aspekte der Mutterschaft in uns hinnehmen, aushalten und akzeptieren können.

Sind wir ehrlich: Wenn wir genau und realistisch überlegen, gibt es niemanden, der alles perfekt macht. Auch die Freundin, die wir heimlich bewundern, blafft ihre Kinder manchmal an, fühlt sich überfordert und ist unzufrieden mit ihrem Aussehen, der Partnerschaft usw. Und das ist völlig okay. Für die meisten Mütter ist es das erste Mal, dass sie eine so große Verantwortung tragen.

Trotzdem darfst du hinterfragen, wer dein Mutterbild geprägt hat – aber auch neu überlegen, welche Mutter du sein möchtest. Und welches Mutterbild du deinem Kind vorleben möchtest. »Für das Kind da zu sein«, heißt nicht, sich komplett aufgeben zu müssen.

Lebe das vor, was du deinem Kind mitgeben möchtest. Vielleicht zeigst du deinem Kind ein viel realistischeres Bild, wenn du für dich selbst und deine Bedürfnisse einstehst, dir Auszeiten nimmst und dich aktiv mit dir selbst auseinandersetzt und neu findest, statt dich aufzuopfern.

Reflexionsfragen

- Welche Eigenschaften und Qualitäten schätze ich an meiner eigenen Mutter oder an anderen Müttern in meinem Umfeld? Wie haben sie die Postpartalzeit erlebt, was hat ihnen geholfen?
- Gibt es bestimmte Verhaltensweisen oder Einstellungen, die ich von meiner Mutter übernehmen möchte? Warum? Und was möchte ich anders machen?

- Welche Werte und Überzeugungen bedeuten mir besonders viel, wenn es um das Muttersein geht?
- Welche Erwartungen habe ich an mich selbst als Mutter und woher stammen diese Erwartungen?
- Welche Schritte kann ich unternehmen, um mein Mutterbild aktiv zu gestalten und meine Vorstellungen von Mutterschaft in die Realität umzusetzen?

Was Müttern im Wochenbett wirklich wichtig ist, untersuchten Kenneth Finlayson und seine Kollegen im Rahmen einer Meta-Synthese qualitativer Studien, in denen mehr als 800 Frauen befragt wurden. Sie fanden heraus, dass es fast allen Frauen wichtig war, sich an ihre neue Identität anzupassen und ein Gefühl des Selbstvertrauens und der Kompetenz als Mutter zu entwickeln, aber auch, die großen Veränderungen in ihren intimen und familiären Beziehungen, einschließlich der Beziehung zu ihrem Baby, zu verarbeiten. Ebenso war für die Frauen bedeutend, die körperlichen und emotionalen Herausforderungen zu bewältigen und an der »neuen Normalität« zu wachsen.

Wachsen ist dabei ein gutes Stichwort. Denke immer daran, dass deine Identität nie feststeht, sondern sich entwickelt. Jeder Mensch verändert sich im Laufe des Lebens ständig. Auch du bist wahrscheinlich nicht mehr dieselbe Person wie vor fünf Jahren und wirst auch in fünf Jahren nicht mehr dieselbe sein.

Nachdem du nun Mutter bist, hast du vielleicht eine Zeit lang das Gefühl, dich selbst zu verlieren, gerade jetzt, wo alles noch so neu ist. Aber du wirst nicht immer so empfinden. Je größer dein Baby wird, desto größer wird auch wieder der Raum für deine Bedürfnisse (was nicht heißt, dass du sie bis dahin ignorieren und komplett hintanstellen solltest). Den meisten Frauen gelingt es früher oder später, einen Weg zu finden, Mutter zu sein und sich wieder mit sich selbst zu verbinden.

Regretting Motherhood

Dieser Begriff stammt aus einer israelischen Studie der Soziologin Orna Donath – und hat 2015 für viel Wirbel gesorgt. Orna stellte israelischen Müttern verschiedenster sozialer Schichten, Familienstände und Religionen folgende Frage: »Wenn Sie die Zeit zurückdrehen könnten, mit Ihrem heutigen Wissen und Ihrer Erfahrung, würden Sie dann noch mal Mutter werden?«

Die Ergebnisse überraschten: Einige Mütter beschrieben, sich in ihrer Rolle und den Erwartungen daran gefangen zu fühlen, oder gaben an, es zu bereuen, Mutter geworden zu sein. Mit ihnen hat Orna Interviews geführt, um die Gründe näher zu beleuchten.

In der Folge kam es zu einer großen Diskussion, die du unter dem Hashtag #regrettingmotherhood nachlesen kannst. Wir wissen nun: Manche Mütter bereuen ihre Mutterschaft. Man weiß noch nicht viel darüber, da das Thema sehr tabuisiert ist. Frauen, die offen darüber sprechen, werden oft als »Rabenmütter« oder »gestört« bezeichnet. Eine pauschale Verurteilung ist jedoch nicht gerechtfertigt, da viele Mütter unter diesen Gefühlen leiden.

Folgende Unterscheidung ist zu beachten: Die Mutterrolle wird abgelehnt, nicht das Kind selbst. Aber die Vorstellung, dass eine Mutter sich automatisch für ihr Kind aufopfern muss, sagt viel über das Mutterbild unserer Gesellschaft und unsere Vorstellung von »wahrer Mutterliebe« aus.

Überwiegen die negativen Gefühle und überdauert die Ablehnung, kommt es irgendwann dazu, dass Mütter innerlich wissen, dass sie es bereuen, Mutter geworden zu sein. Das kann früh (direkt nach der Geburt) oder später im Leben des Kindes passieren.

Müttern fällt das Eingeständnis dieser Ablehnung oft schwer. Sie werden durch die Gesellschaft stigmatisiert und hassen sich selbst für ihre Gefühle. Mittlerweile existieren Studien, die zeigen können, dass 5 bis 14 Prozent aller Eltern betroffen sind und es sich um kein Randphänomen handelt.

Da es erst wenig Forschung in dem Bereich gibt, kann über die Ursachen nur spekuliert werden. Ein Punkt könnten jedoch gesellschaftliche und persönliche Anforderungen sein, die an Mütter gestellt werden. Die Kinder sollen »perfekt« sein, ebenso wie die Figur, die Partnerschaft, der Freundeskreis, der Haushalt. Das erzeugt wahnsinnigen Druck. Seit Neuestem existiert ein Fragebogen, der **Parenthood Regret Scale**, der womöglich zum Verständnis des Phänomens beiträgt.

Wie gehst du damit um, wenn du für dich feststellst, dass du deine Mutterschaft bereust? Am wichtigsten ist, Mitgefühl für dich zu entwickeln. Selbstvorwürfe sind nicht konstruktiv. Versuche, dir so viel Unterstützung wie möglich zu suchen, Aufgaben zu delegieren und dir Zeit für dich einzuräumen. Auch kannst du an deiner Fähigkeit zur Selbst- und Stressregulation arbeiten, etwa durch Achtsamkeitsübungen oder Meditation. Das ist auch im Rahmen einer Therapie möglich. Du kannst dich außerdem mit Gleichgesinnten vernetzen, beispielsweise in entsprechenden geschützten Gruppen in sozialen Netzwerken.

Neue Verantwortlichkeiten

Neben der Freude und dem Glück bringt dein Baby eine Menge »Logistik« mit sich, eine Vielzahl neuer Verantwortlichkeiten und Aufgaben. Eine der unsichtbaren, aber oft schwerwiegenden Lasten, die oft allein auf den Schultern von Müttern liegt, ist der Mental Load.

Viele Frauen fühlen sich nach der Geburt mit einem erhöhten Maß an Verantwortung konfrontiert: Sie sind ja schließlich »nur« zu Hause. Und so wandern nach und nach neben den sichtbaren Haushalts-Tasks auch all die unsichtbaren organisatorischen und planerischen Aufgaben, die rund um das Familienleben anfallen, in den Verantwortungsbereich der Mutter: Arzttermine, Windelkauf, Kita-Anmeldung, Elterngeld, Essensplanung, Steuererklärung … Die Liste ließe sich noch lange fortsetzen.

All die Organisation kann neben der physischen und emotionalen Betreuung des Babys zu einer anhaltenden Belastung werden, da sie oft unbemerkt bleibt und nicht immer ausreichend kommuniziert wird. Dabei ist das faire Verteilen dieser Lasten entscheidend für das Gelingen und die Beziehungsdynamik einer Partnerschaft. Es erfordert eine bewusste Anstrengung und den Willen von beiden Seiten, Aufgaben jeweils zuzuweisen und die Kommunikation offen zu halten. Schafft Raum für Gespräche über die Verteilung, und findet gemeinsam Lösungen, die für beide Partner akzeptabel sind.

Viele Frauen nehmen sich bei der Kommunikation ihrer Bedürfnisse zurück. Ein typisches Beispiel ist: »Er arbeitet ja, da kann ich nicht auch noch verlangen, dass er sich abends ums Kind kümmert oder die Nächte übernimmt.« Das liegt oft an reproduzierten, von Frauen nicht aktiv hinterfragten Rollenerwartungen. Gesellschaftlich spielen hier auch die Elternzeitregelungen, bisher noch nicht umgesetzter gesetzlich bezahlter Väterurlaub (der Gesetzesentwurf zur Familienstartzeit wird noch verhandelt) und das allgemeine Verständnis von Verantwortung für die Care-Arbeit eine Rolle. Nach wie vor gilt häufig unreflektiert: Die Zeit der Mutter gehört der Familie, die des Vaters ihm selbst.

Die Gefahr, dass alles bei der Mutter landet, ist besonders in der Zeit des Wochenbetts groß. Was sich jetzt einschleift, kriegt ihr nur schwer wieder los. Daher ist es entscheidend, dass beide Elternteile von Anfang an aktiv Verantwortung übernehmen.

Für deinen Partner gibt es konkrete Möglichkeiten, im Wochenbett zu unterstützen. Zum Beispiel kann er, falls möglich, Urlaub nehmen und in den ersten zwei Wochen den Haushalt komplett übernehmen. Das beinhaltet nicht nur das Erledigen der täglichen Aufgaben, sondern auch die Planung und Organisation des Haushalts. Es geht darum, die gesamte Verantwortung für bestimmte Bereiche zu tragen, einschließlich des Denkens und Planens, nicht nur das Abarbeiten von To-do-Listen.

Übung: Mental Load als Elternteam aufteilen

- Visualisiert alle Aufgaben, die im Alltag anfallen, so detailliert wie möglich (Liste, Whiteboard, Mindmap). Wie häufig fallen die Aufgaben an? Einmalig oder wöchentlich wiederkehrend?
- Überlegt euch: Welche Aufgaben müsst ihr wirklich erfüllen und welche könnt ihr einfach sein lassen? Filtert alle Aufgaben raus, die ihr nur erledigt, weil »man das eben so macht«.
- Nachdem ihr gefiltert habt: Legt gemeinsam fest, wer welche Aufgabe übernimmt. Dabei macht es Sinn, entweder detailliert jeden Zwischenschritt festzulegen oder die »Prozessverantwortung« zu übergeben. Die Aufgabe »U3-Untersuchung« enthält viele Teilschritte: Termin ausmachen, Transport zum Kinderarzt organisieren, an das U-Heft und das Impfbuch denken, in der Zeit Betreuung für ein Geschwisterkind organisieren, Wickeltasche packen ...
- Setzt euch wöchentlich eine Zeit (Timer, Familienkalender), in der ihr in die konkrete Planung für die kommende Woche einsteigt. Wer erledigt was, wann und wo braucht es Unterstützung?

Auf lange Sicht hat dies den positiven Lerneffekt, dass beide Partner in der Partnerschaft nicht nur die offensichtlichen Aufgaben sehen, sondern auch diejenigen, die im Hintergrund erledigt werden müssen.

Mütter übernehmen in Mutterschutz und Elternzeit meist 80 Prozent der »logistischen« Arbeit, was irgendwann zu Frustration führt. Aber: Eine 50:50-Aufgabenteilung muss nicht euer Ideal sein! Auch 30:70, 40:60 und alles dazwischen kann für euch passend sein. Verteilt die Aufgaben bewusst (und nicht automatisch) und vor allem im Dialog miteinander. Und das bedeutet nicht unbedingt hälftig, sondern angepasst an die individuellen Bedürfnisse.

Der Vater kann und soll auch aktiv an der Betreuung und Beruhigung des Babys teilnehmen. Dies ist nicht nur für dich entlastend, sondern auch elementar für den Aufbau einer eigenen Bindung zum Kind. Entscheidend ist, dass Väter sich bewusst sind, dass sie eine gleichwertige Rolle in der Elternschaft spielen und ihre Unterstützung im Wochenbett unerlässlich ist.

Der Mental Load ist eine gemeinsame Verantwortung. Die Last der Familienarbeit sollte nicht ausschließlich auf deinen Schultern liegen, sondern auf das gesamte Familiengefüge verteilt werden. Dies erfordert von allen Beteiligten Empathie, Verständnis und die Bereitschaft, einander zu entlasten. Nicht ausreichend ist, wenn dein Partner oder andere Familienmitglieder nur auf Anweisungen reagieren.

Es ist normal, dass es Momente gibt, in denen die Aufgabenverteilung unausgewogen erscheint, insbesondere in der »Findungsphase« als Eltern. In diesen Momenten ist es aber – so anstrengend das auch ist, wenn die Erschöpfung groß und die Nerven angespannt sind – entscheidend, dass ihr euch gegenseitig zuhört und nach Wegen sucht, die Last gerechter zu verteilen. Das ist ein fortlaufender Prozess, der Flexibilität und Anpassung erfordert, da die Bedürfnisse der Familie im Laufe der Zeit variieren werden. Daher solltest du dich regelmäßig mit deinem Partner zusammensetzen und reflektieren, ob die Aufgabenverteilung noch gerecht ist.

Maternal Burn-out nach der Geburt

Sicher hast du schon mal von »Burn-out« gehört, wörtlich übersetzt »Ausgebranntsein«, ein Zustand, der in den 1970er-Jahren von Herbert Freudenberger erstmalig im Zusammenhang mit Pflegeberufen beschrieben wurde. Das Syndrom meint eine totale körperliche, emotionale und psychische Erschöpfung, die mit verminderter Leistungsfähigkeit einhergeht. Oft geht einem Burn-out eine längere Phase des besonders motivierten, überengagierten Arbeitens voraus, was irgendwann zu Überlastung führt – in der Konsequenz brennt man aus.

Gerade beim Eintritt in die Postpartalzeit ist Burn-out ein relevantes Thema, denn Mütter rutschen oft aus einer bereits vorgeburtlichen stressigen Phase direkt in eine neue Herausforderung. Der Druck, der nach der Geburt entsteht, kann bereits bestehende Belastungen verstärken.

Deshalb ist durchaus möglich, dass sich schon im Wochenbett erste Anzeichen eines Burn-outs zeigen. Gerade der in diesem Kapitel behandelte Mental Load, also der unsichtbare Rucksack voller organisatorischer, emotionaler und mentaler Verantwortlichkeiten, legt oft den Grundstein für eine allmähliche Überlastung.

Für Mütter gibt es sogar einen speziellen Begriff, den *Maternal Burn-out*. Dabei handelt es sich um einen sowohl psychologischen, physiologischen als auch emotionalen Zustand der Erschöpfung. Maternal Burn-out ist mehr als nur ein vorübergehendes Gefühl der Überforderung. Vielmehr erreicht die physische, emotionale und mentale Belastung einen kritischen Punkt, der die Fähigkeit einer Mutter, ihre täglichen Aufgaben zu bewältigen, übersteigt.

Erste Studien berichten von bis zu 20 Prozent betroffenen Müttern. Besonders häufig sind das Frauen, die ihr Kind als »schwierig« empfanden, die in der Vergangenheit an postpartaler Depression oder Angstzuständen litten und denen das Gleichgewicht zwischen Berufs- und Privatleben und elterlichem Stress fehlt.

Maternal Burn-out

Typische Symptome sind neben der extremen Erschöpfung »soziale« Müdigkeit (keine Kraft, um an sozialen Interaktionen teilzunehmen), Niedergeschlagenheit, verminderte Leistungsfähigkeit, Konzentrationsschwierigkeiten, körperliche Probleme wie häufige Kopfschmerzen, aber auch Schuldgefühle als Mutter und der Verlust des persönlichen Identitätsgefühls, was sich in Fragen wie »Wer bin ich eigentlich, wenn ich keine Mutter bin?« zeigt.

Der Übergang vom Mental Load in den Maternal Burn-out geschieht schleichend. Der ständige Druck, allen gerecht zu werden, führt zu einem langsamen Verlust der Wahrnehmung eigener Bedürfnisse. Die ständige Sorge um das Wohlbefinden der Familie und das Bestreben, den Erwartungen gerecht zu werden, können zu einem Gefühl der Überforderung führen. Der Weg zum Maternal Burn-out geht oft über das Ignorieren von Warnsignalen – die Frauen funktionieren so vor sich hin, bis sie es nicht mehr können. Wichtig wäre jedoch, diese Warnsignale wahrzunehmen und zu verstehen, dass dieser Weg nicht vorbestimmt ist. Frühzeitige Interventionen können dazu beitragen, die negativen Auswirkungen zu minimieren.

Der Maternal Burn-out ist nicht auf eine Unfähigkeit oder mangelnde Liebe zur Kinderbetreuung zurückzuführen. Ausschlaggebend sind die oft unrealistischen Erwartungen und der enorme Druck, der auf Mütter ausgeübt wird, zum Beispiel, ständig verfügbar oder »die perfekte Mutter« zu sein. Das kann dazu führen, dass Mütter chronisch ihre eigenen Grenzen überschreiten – der Mangel an Unterstützung, sei es durch Partner, Familie oder die Gesellschaft, kann das Gefühl »Ich muss es allein schaffen« verstärken und das Risiko für einen Burn-out erhöhen.

Mir liegt am Herzen, dass du dir wirklich bewusst machst, dass Mutterschaft einen Burn-out auslösen kann. Ich wünsche mir, dass diese Erkenntnis wirklich ins gesellschaftliche Bewusstsein eindringt und wir es als Problem anerkennen, um Müttern die Unterstützung bieten zu können, die sie benötigen. Dazu zählen ein offener Dialog über die Herausforderungen der Mutterschaft, die Enttabuisierung von Burn-out und die Förderung von Selbstfürsorge.

Die Wertschätzung der Mutterrolle sollte nicht darauf basieren, wie viel eine Mutter opfert, sondern auch darauf, wie gut sie für sich selbst sorgt und ihre eigene Identität bewahrt. All das sind wesentliche Schritte, um diesem Phänomen entgegenzuwirken.

Übung: Was kannst du tun, wenn du einige der Warnsignale bei dir bemerkst?

- Sprich mit Menschen, denen du vertraust. Und zwar so früh wie möglich, denn im Burn-out neigt man dazu, sich immer mehr zu isolieren.
- Suche Kontakt zu einer Selbsthilfegruppe oder Beratungsstelle.
- Schaffe dir feste Routinen, die auch eine exklusive Zeit nur für dich enthalten. Dazu zählt auch: Lerne, Grenzen zu setzen, nein zu sagen oder Alternativen zu finden (du musst nicht auf den Geburtstag von Oma Irmchen gehen, damit »alle endlich mal das Baby bewundern können«, und auch keinen unliebsamen Besuch empfangen).
- Monotasking statt Multitasking: Priorisiere, führe eine Tätigkeit konzentriert aus, und versuche nicht, »alles gleichzeitig« unter einen Hut zu bekommen, denn das erhöht das Stresserleben. Auch wenn dann mal jemand warten muss.
- Senke deine Erwartungen: Konzentriere dich auf grundlegende Dinge wie Schlaf oder einen kurzen Spaziergang statt den Pekip- oder Rückbildungskurs am anderen Ende der Stadt.

Detaillierte Anleitungen zu den Themen Unterstützung finden und Therapeutische Hilfe findest du in den Kapiteln 9 und 10 sowie im Anhang.

Veränderte Normen und Werte

Du fragst dich, was die Geburt deines Kindes mit deinen und euren Werten zu tun hat? Eine ganze Menge! Nach der Geburt eines Kindes ändert sich nicht nur der Alltag, sondern oft auch das eigene Wertesystem. Große Lebensereignisse verlangen häufig psychische Anpassungsleistungen. Deshalb sind insbesondere

Frauen in diesen Phasen offener für Veränderungen. Daher ist es sehr lohnenswert, inmitten von Windeln, Schlafmangel und neuen Verantwortlichkeiten einen klaren Blick auf die eigenen Werte zu werfen.

Das bedeutet zum Beispiel zu definieren, was für dich und deine Familie wirklich wichtig ist. Also, was und wie ihr leben *wollt*, nicht, wie ihr leben *sollt*.

»Solls« sind typische Werte, Normen oder Rituale der Herkunftsfamilie, also vieles, was uns geprägt hat. Dazu zählt zum Beispiel, wie man die Feiertage gestaltet, Kommunikationsregeln oder religiöse Ansichten. Aber auch eher verdeckte, implizite Werte wie Ansichten über Kindererziehung, Geschlechterrollen oder die Bedeutung von Leistung. Die damit verbundenen inneren Richtlinien oder informellen Regeln geben einerseits Sicherheit und Orientierung, gehen aber oft mit der Erwartung eines bestimmten Verhaltens einher.

Das ganze *Sollen* kann nun dem *Wollen* entgegenstehen: Vielleicht hast du keine Lust, Weihnachten »klassisch mit Gans« zu feiern – es wird aber von dir erwartet. Das birgt Konfliktpotenzial, insbesondere, wenn ihr als »neue Familie« beginnt, einiges zu hinterfragen.

Die Wahrheit lautet: Wir müssen nicht alles tun, aber es ist oft schwierig zu erkennen, was wir loslassen können, also das *Sollen* vom *Wollen* zu unterscheiden. Besonders, wenn uns vorgelebt wird, dass ein sauberes Zuhause, selbst gebastelte Weihnachtskarten und zahlreiche Aktivitäten ein Indikator für die »perfekte, glückliche Familie« sind. Denn all das kann, wenn es nicht unseren Werten entspricht, mehr Stress auslösen, als Sicherheit zu spenden.

Wenn ihr mit Aufgaben überlastet seid, die nicht im Einklang mit euren Werten stehen, kann das zu einem Punkt führen, an dem ihr nicht mehr wisst, wer ihr seid (du erinnerst dich sicher an den Abschnitt zum Maternal Burnout). In solchen Momenten ist es zentral, dass ihr euch über eure eigenen Werte klar werdet. Aber auch darüber, dass jede Familie ihre eigenen Werte hat. Es ist in Ordnung, Dinge anders zu machen als andere, einschließlich eurer Herkunftsfamilien. Und somit ist eure Familiengründung eine gute Gelegenheit, all das loszulassen, was nicht euren Werten entspricht.

Beispiele dafür können sein: bedürfnisorientierte Erziehung, stillen / nicht stillen, Familienbett, Partner bleibt zu Hause statt der Mutter.

Mit diesem Bewusstsein könnt ihr leichter loslassen, was nicht zu euren Werten gehört, die unsichtbare Last verringern und euch darauf konzentrieren, was für euch wirklich Bedeutung hat. Dein Partner und du könnt euch erst einmal getrennt überlegen, was für euch grundlegend ist, und eure Notizen dann als Gesprächsleitfaden verwenden.

Übung: Meine Werte

- Schreibe alle Werte auf, die dir einfallen, sowohl die, die du vertreten willst, als auch die, die von dir erwartet werden.
  Eigene können sein: Familienbett, auf Augenhöhe begleiten, Kind nicht weinen lassen; Erwartungen anderer könnten sein: Nach sechs Wochen abstillen, das Haus muss immer sauber sein oder »Schreien kräftigt die Lunge«.
- Ordne diese aufgelisteten Werte nun nach ihrer Wichtigkeit für dich. Beginne dabei mit dem, der **für dich** am meisten Relevanz hat.
- Wenn du deine Reihenfolge festgelegt hast, überlege dir, für wie viele dieser Punkte du Energie hast. Welche Werte kannst du gut erfüllen? Welche kannst du getrost ignorieren oder »hinten runter« fallen lassen?
- Sprecht als Paar darüber, und macht euch damit eure Werte als Familie besonders bewusst, sodass ihr sie gut als Team nach außen vertreten könnt.
- Bei gegensätzlichen Werten: Diskutiert offen über diese Unterschiede. Versucht zu verstehen, warum bestimmte Werte für den anderen bedeutend sind. Findet Kompromisse, die für beide Seiten akzeptabel sind.

Wichtig ist, dir immer wieder bewusst zu machen, dass es dein und euer Leben ist, entsprechend haben deine und eure Werte Priorität. Denn wenn eure Entscheidungen und Handlungen mit euren Werten übereinstimmen, ist die Chance für ein zufriedeneres, entspannteres Leben hoch.

Mom-Shaming

Mom-Shaming ist die Tendenz, Mütter für ihre Erziehungsmethoden, Lebensstilentscheidungen oder Elternschaftsfähigkeiten zu kritisieren oder zu verurteilen. Dieses Phänomen zeigt sich oft in Form von unangebrachten Kommentaren, Ratschlägen oder direkten Angriffen von anderen Müttern, Familienmitgliedern, Freunden oder Fremden. Mom-Shaming kann verschiedene Aspekte des Mutterseins betreffen, darunter die Art der Geburt, Ernährungsentscheidungen, Arbeits- oder Karriereentscheidungen, stillen oder Flaschenernährung, Schlafgewohnheiten des Babys und vieles mehr. Die Kritik kann in persönlichen Gesprächen, auf sozialen Medien oder sogar in öffentlichen Situationen stattfinden.

Sicher hast du auch schon Sätze gehört wie: »Was, du stillst noch?« oder »Du stillst nicht mehr?«, »Warum bekommst du überhaupt ein Kind, wenn du so früh wieder arbeiten gehst?« oder »Willst du nicht langsam mal wieder arbeiten gehen, das Kind ist doch aus dem Gröbsten raus!« ... Die Bullshit-Bingo-Liste ist lang.

Wenn diese Sätze ohnehin an dir abprallen: super! Wenn nicht, kann das Auswirkungen auf dein emotionales Wohlbefinden haben. Die Kommentare können Unsicherheit, Schuldgefühle und einen ständigen Druck erzeugen, den oft unrealistischen Erwartungen anderer gerecht werden zu müssen. Du bist als Mutter aber in einer nicht pauschal vergleichbaren Situation und es gibt keine Einheitslösung für die Herausforderungen der Mutterschaft.

Ich habe noch einen weiteren Gedanken für dich: Um Mom-Shaming einzudämmen, kann man auch vor der eigenen Tür gucken. Ist es dir auch schon mal passiert, dass du eine Mutter zu Unrecht be- oder verurteilt hast? Hast du die Augen verdreht, weil es der Mama im Park nicht gelungen ist, ihr Kind zu beruhigen? Oder hat sich eine Mutter in der Straßenbahn einen tadelnden Blick von dir eingefangen, weil sie ihrem Kind das Handy gegeben hat? Erwischt? Zugegeben, das geht uns allen so. Und ganz kurzfristig fühlt es sich auch gut an, sich über jemand anderen zu erheben, im Sinne von »Das schaffe ich besser«. Aber oft bleibt nach dem Mini-Triumph ein kleines, nagendes Schuldgefühl.

Um Mom-Shaming zu bekämpfen, ist es entscheidend, Empathie und Unterstützung zu fördern. Respektiere die Vielfalt der Elternschaftsansätze, und erkenne an, dass jede Mutter ihr Bestes tut, um die Bedürfnisse ihres Kindes zu erfüllen. Eine hilfreiche Gemeinschaft, die sich auf Verständnis und Empathie stützt, kann dazu beitragen, Mom-Shaming zu reduzieren und ein positiveres, wohlwollenderes Umfeld für alle Mütter zu schaffen.

Freundschaften

Die Veränderungen, die du nach der Geburt in deiner neuen Rolle und in deinen Werten wahrnimmst, wirken sich auch auf alte Freundschaften aus. Während dieser Zeit erleben viele Mütter, dass sich die Dynamik in bestehenden Freundschaften verändert, was sowohl herausfordernd als auch emotional belastend sein kann.

Nicht ungewöhnlich ist, dass sich einige Freunde jetzt entfernen. Das kann verschiedene Gründe haben: unterschiedliche Lebensphasen, veränderte Interessen oder einfach die Tatsache, dass die neue Rolle als Mutter einen Großteil der Zeit und Energie beansprucht. Nimm diese Veränderungen nicht persönlich. Oftmals spiegeln sie eher die Themen und Lebensumstände der Freunde wider und sind weniger eine Bewertung der Freundschaft oder der Person selbst.

Solche Veränderungen können schmerzhaft sein. Der Verlust oder die Distanzierung von Freunden, mit denen du einst viel Zeit verbracht und einschneidende Lebensereignisse geteilt hast, ruft bei dir vielleicht ein Gefühl der Trauer und des Verlustes hervor. Du tust gut daran, dich diesen Gefühlen zu stellen und sie zu akzeptieren. Gleichzeitig kann es hilfreich sein, dich darauf zu konzentrieren, was diese Veränderungen auch mit sich bringen können: neue Beziehungen, neue Erfahrungen und vielleicht sogar ein neues Verständnis für dich selbst und deine Bedürfnisse.

Interessanterweise kann es auch vorkommen, dass sich manche Freundschaften nach einer gewissen Zeit wieder annähern. Lebensumstände ändern sich, und was einst zu einer Entfernung geführt hat, kann später zu einem erneuten Zusammenfinden beitragen. Alte Freunde, die sich zunächst distanziert haben, können zurückkehren, oft mit einem tieferen Verständnis und einer neuen Perspektive auf die Freundschaft, klassischerweise, wenn sie selbst Eltern werden.

Sei in dieser Zeit des Übergangs und der Veränderung dir selbst gegenüber nachsichtig und verständnisvoll. Der Übergang zur Mutterschaft ist ein bedeutender Lebensabschnitt, der Anpassung und Wachstum erfordert. Du kannst in dieser Zeit lernen, Veränderungen in Beziehungen zu akzeptieren, dich auf neue Beziehungen einzulassen und deine eigene Identität als Mutter zu festigen. Alte Freundschaften, die sich verändern, sind Teil dieses Prozesses und können letztendlich zu einem reicheren und vielschichtigeren sozialen und emotionalen Leben beitragen.

Denk dran: Du kannst jederzeit selbst aktiv versuchen, »alte« Freundschaften wieder aufzufrischen, indem du dir Zeit dafür einplanst, um zu telefonieren, Sprachnachrichten auszutauschen oder dich zu treffen. Aber: Wenn die andere Seite nicht möchte, kannst du es nicht erzwingen.

Kapitel 6

Familie und Partnerschaft

In diesem Kapitel erfährst du:

- wie sich die Beziehung zu deinem Partner nach der Geburt verändert und welche Herausforderungen dies mit sich bringen kann,
- wie ihr ein Elternteam werdet, aber Paar bleibt, und
- wie ihr ein großes Geschwisterkind gut in die neue Familienkonstellation einbinden könnt.

Du und dein Partner nach der Geburt

Die Ankunft eines Babys in einer Partnerschaft kann eine transformative Zeit sein. Denn selbst wenn das Baby idealerweise das Wunschkind beider Partner ist, kann es auch etwas Trennendes bedeuten. Plötzlich seid ihr zu dritt, nicht mehr zu zweit. Ihr seid auf eine bestimmte Weise für immer miteinander verbunden, unabhängig davon, ob eure Partnerschaft hält oder nicht. Diese Erkenntnis kann sowohl schön als auch herausfordernd sein, gelegentlich sogar Angst machen.

Ein Kind bedeutet auch, dass sich die Rollen in der Beziehung zwischen den Partnern verschieben können – insbesondere, wenn in der Postpartalzeit die neue Verantwortung des Elternseins mit voller Wucht in den Vordergrund tritt. Auch wenn ihr daran wachsen könnt, ist es möglich, dass sich mehr Konflikte ergeben und eure Beziehung auf eine Belastungsprobe gestellt wird.

Gelegentlich entwickelt sich Eifersucht – entweder auf die Freiheit des einen oder die Nähe zum Kind der anderen. Vielleicht auch darauf, dass der andere scheinbar »besser« zurechtkommt, sei es mit wenig Schlaf oder auch in alltäglichen Dingen, wie das Kind zu wickeln oder zu beruhigen. Unter den ganzen Herausforderungen der intensiven (und müden) ersten Zeit können sich leicht Konflikte bilden. Schlafentzug ist nicht umsonst eine Foltermethode und macht uns sehr dünnhäutig.

Eine große Veränderung in der Partnerschaft findet auch dadurch statt, dass du als Mutter direkt nach der Geburt meist auf die Unterstützung deines Partners angewiesen bist. Das kann einerseits eine wunderbare Erfahrung sein, andererseits eine Herausforderung darstellen, besonders wenn du nicht die gewünschte Unterstützung erhältst oder es dir schwerfällt, dich in dieser Abhängigkeit wohlzufühlen.

Die viele Zeit, die ihr plötzlich ganz intensiv miteinander verbringt, ohne Ablenkung durch Arbeit, Hobbys oder Freunde, kann für eine Menge Zündstoff sorgen. Diese fehlende Kompensation kann Konflikte verschärfen. Wie schon in Kapitel 4 beschrieben, wäre eine gute Daumenregel, dass jeder mindestens eine Stunde am Tag Zeit für sich selbst findet, um aufzutanken und zu sich selbst zu kommen.

Übung: Heiligtümer

- Überlegt euch gemeinsam, welche Heiligtümer es in eurer Beziehung gibt. Damit ist gemeint, welche Gewohnheiten, Rituale, Hobbys oder Aktivitäten ihr habt, von denen ihr trotz Baby nicht abweichen wollt, weil sie euch viel bedeuten. Manche davon lassen sich nicht sofort wieder umsetzen, aber ihr solltet sie trotzdem nicht aus den Augen verlieren.
  Sie helfen euch, bei euch zu bleiben und euch an Zeiten zu erinnern, in denen ihr euch vielleicht mehr wie »ihr selbst« gefühlt habt.
- Legt beide eure Heiligtümer fest (Fußball schauen, Tanzen gehen ...), aber auch eure gemeinsamen (jeden ersten Freitag im Monat Essen gehen).
- Überlegt, wie und wann ihr diese Heiligtümer umsetzen könnt. Schreibt sie auf Notizzettel, und hängt sie sichtbar so hin, dass ihr sie häufig seht (Kühlschrank, Pinnwand, Haustür), damit sie nicht in Vergessenheit geraten.
- Überlegt auch, welche neuen Rituale euch helfen könnten, die Postpartalzeit gut zu überstehen.

Etwas scheinbar Kleines kann manchmal einen großen Effekt haben, wenn es darum geht, uns ein Stück wieder wie »früher« zu fühlen.

Die große Herausforderung im Wochenbett besteht darin, dass nun eigentlich die Zeit wäre, sich als Paar neu zu finden und ausgiebig miteinander zu sprechen. Doch gerade jetzt habt ihr kaum Zeit für euch, wenig Energie und seid vermutlich übermüdet. Das ist keine ideale Situation.

Hier wäre es gut, auch diese Gefühle zuzulassen und vorwurfsfrei miteinander zu kommunizieren. Bestenfalls so früh wie möglich, denn staut sich ein Gedanke oder Vorwurf erst mal in uns auf, suchen wir fast automatisch immer weitere Beweise, ihn zu bestätigen. Wir nehmen dann nur noch selektiv wahr. Versucht, nicht aus dem Affekt zu handeln, sondern Zeit zwischen das Gefühl und das Gespräch darüber zu bringen.

Die gute Nachricht: Mit dem Hineinwachsen in eure neue Konstellation wird es zum Teil von allein besser. Dennoch ist es wichtig, dass ihr aktiv Zeit füreinander sucht und findet und auf eure Kommunikation achtet. »Ich-Botschaften« und die 5:1-Kommunikationsregel, wie sie das US-amerikanische Psychologen-Ehepaar John Gottman und Julie Schwartz Gottman entwickelt hat, sind hier Gold wert. Die Regel besagt, dass das Verhältnis zwischen negativen Interaktionen (Kritik, Vorwürfe, Streit) und positiven Interaktionen (liebevolle Worte, Lob, Lachen) im Verhältnis von 1:5 stehen sollte.

Ich-Botschaften

- Situation: Du fühlst dich mit den Tätigkeiten rund ums Baby alleingelassen und wünschst dir mehr Unterstützung.
- Dein Gefühl: Wut, Hilflosigkeit
- Du-Botschaft (sollte vermieden werden): Du hilfst mir nie, immer geht es nur darum, was du willst. Wenn ich alleinerziehend hätte sein wollen, hätte ich es ohne dich gemacht.
- Ich-Botschaft (sollte angestrebt werden): Ich fühle mich total hilflos und erschöpft. Es würde mir sehr helfen, wenn du von dir aus Hilfe anbieten würdest, wie dem Baby nachts die Flasche zu geben oder mit ihm nach der Arbeit eine Stunde spazieren zu gehen, damit ich mich ausruhen kann.

Eine Zeit lang hält wohl jede Beziehung Du-Botschaften oder ein 1:2- oder 1:3-Verhältnis aus. Längerfristig kann es jedoch ein Ziel sein, die positiven Interaktionen zu stärken und sich auch dafür bewusst Zeit zu nehmen. Dafür könnt ihr ein kleines Ritual etablieren, vielleicht jeden Abend vor dem Schlafengehen euch fünf Minuten aufzählen, was am Tag gut war und was euch beim anderen gut gefallen hat. Das hilft, miteinander in Verbindung zu bleiben und eine gesunde Kommunikation aufrechtzuerhalten.

Übung: Ideen für tiefe Paargespräche

Eine oder mehrere der folgenden Fragen könnt ihr euch jeden Tag stellen, um dem anderen nahe zu bleiben.

- Was liebe ich an dir? Was du an mir?
- Was wünsche ich mir/wünschst du dir für uns beide?
- In welchem Moment bin ich/bist du besonders glücklich?
- Was möchte ich/möchtest du gerne noch mit dir/mit mir gemeinsam erleben?
- Worüber denkst du/denke ich nach, wenn du/ich nicht schlafen kannst/kann?
- Auf einer Skala von 0 bis 10 – wie zufrieden sind wir aktuell miteinander? Wie zufrieden bin ich/bist du?
- Wann fühle ich mich/fühlst du dich so richtig lebendig?
- Wenn ich/wenn du eine Süßigkeit wärst, welche wäre das und warum?
- Was wäre dein ideales Date mit mir/mit dir?
- Was ist dein/mein größter Erfolg im vergangenen Jahr?
- ...

Streit und Konflikte sind unvermeidlich. Niemand kann uns so aufregen wie unser Lebenspartner. Was in der Partnerschaft generell gilt, gilt im Wochenbett umso mehr. Es scheint, als würden eure Konflikte manchmal perfekt in das Schloss des anderen passen, und ihr schaukelt euch gegenseitig hoch. Doch oft sind diese Konflikte nicht nur das Ergebnis aktueller Situationen, sondern auch tief verwurzelt in den »Gespenstern der Vergangenheit«.

Diese »Gespenster der Vergangenheit« beziehen sich auf Bindungs- und Beziehungsmuster, die wir in unserer Herkunftsfamilie erlernt haben. Sie wirken wie eine Brille, durch die wir die Welt und unsere Beziehung betrachten. Diese Muster prägen nicht nur, wie wir Dinge wahrnehmen, sondern auch unsere Interaktions- und Kommunikationsgewohnheiten. Insbesondere unter Stress greifen wir automatisch auf das zurück, was wir über lange Zeit gelernt haben.

Ein Beispiel hierfür könnte sein, dass jemand, der in seiner Herkunftsfamilie erlebt hat, Konflikte durch laute Auseinandersetzungen zu lösen, dazu neigt, in Stresssituationen selbst laut zu werden. Ein anderer könnte dazu neigen, sich zurückzuziehen und sich emotional zu distanzieren, wenn Konflikte auftreten, ebenfalls basierend auf Erfahrungen aus der Vergangenheit.

Es ist daher nicht ungewöhnlich, dass in einem hitzigen Streit plötzlich ein unüberlegtes Schimpfwort herausrutscht oder man den Partner angreift. Im Nachhinein könnte man sich dann denken: »Ich wollte doch nie so werden wie …« Doch das Gute ist, dass (Selbst-)Reflexion und aufrichtige Entschuldigungen oft dazu beitragen können, die kleinen Risse, die durch solche Konflikte entstehen, wieder zu kitten. Ein Beispiel für (Selbst-)Reflexion könnte sein, dass du dir bewusst machst, welche Muster aus der Vergangenheit in euren aktuellen Konflikten wieder auftauchen. Vielleicht erkennst du, dass du dazu neigst, deinen Partner zu kritisieren, wenn du dich unsicher oder verletzt fühlst. Eine aufrichtige Entschuldigung könnte dann bedeuten, deinem Partner mitzuteilen, dass du dir über dein eigenes Verhalten im Klaren bist und aktiv daran arbeiten möchtest, konstruktivere Wege der Kommunikation zu finden.

Zusätzlich hilft eine akzeptierende innere Haltung: Es ist okay, wenn nicht alles perfekt läuft und auch dass du nicht immer glücklich bist. Gedanken über Trennung und alles infrage zu stellen, sind ebenfalls normal in dieser Phase.

Traue ich ihm das überhaupt zu?

Während der Schwangerschaft musst du dich als Mutter bereits weitgehend allein bei Arzt- und Hebammenbesuchen sowie aufgrund körperlicher Veränderungen und Einschränkungen im Alltag intensiv mit deiner neuen Rolle auseinandersetzen. Zusätzlich verfügst du als Frau wegen gesellschaftlicher Rollenbilder möglicherweise über mehr Erfahrung im Umgang mit Kleinkindern. Dies kann für deinen Partner oft eine Herausforderung darstellen, da du als Mutter gefühlt einen »Vorsprung« hast.

Kritisierst du nun die Versuche deines Partners, etwa beim Beruhigen des Babys oder dem Windelwechseln, stellt sich Unsicherheit ein und längerfristig das Gefühl, weniger involviert zu sein und »es nicht recht machen« zu können.

Fehlertoleranz und die Akzeptanz, dass es nicht nur einen »richtigen« Weg gibt, sind für euch jetzt von großer Bedeutung. Gegenseitige Unterstützung und ein »Teamgedanke« sind vorteilhaft, aber auch die Akzeptanz, dass jeder seine Schwerpunkte hat, die ihm besonders liegen. Sucht nach Wegen, euch gegenseitig zu unterstützen, und erkennt an, dass Nähe und gemeinsame Anstrengungen dazu beitragen, dass jeder Partner in seine Rolle hineinwachsen und Selbstbewusstsein entwickeln kann.

Reflexionsfragen

- Welche Tätigkeiten in Bezug auf dein Baby (und all die Logistik drum herum) fallen dir besonders leicht? – Welche deinem Partner?
- Was ist schwierig für dich? – Was ist schwierig für deinen Partner?
- Was glaubst du, was sich nach dem Baby an dir verändert hat?
- Was möchtest du eurem Baby über Beziehungen beibringen? Wie könnt ihr das umsetzen, was du ihm oder ihr beibringen möchtest?

Macht euch bewusst: Ihr müsst beide in eure Rolle als Mutter oder Vater hineinwachsen, damit jeder für sich eine eigenständige Beziehung zum Kind aufbauen kann.

Auch hier hilft die Haltung.

Was denkst du über deinen Partner: »Hilft« er dir bei der Kinderbetreuung, oder ist er für dich ein gleichwertiger Elternteil, der auch gleichwertig Aufgaben erledigen und eine Meinung äußern kann und darf? (Der typische Satz

»Mutter weiß es am besten« gilt nicht.) Auch das »Mitdenken« (»Hast du auch die Wickeltasche?«) hat nicht immer Vorteile – es nimmt dem anderen die Entwicklungschance, aus Fehlern zu lernen.

Dein Partner ist auch selbst in der Verantwortung, sich in eine wissende, informierte (und somit handlungsfähige) Position zu bringen, ein »Ihr Frauen könnt das mit dem Babykram doch besser« gilt ebenfalls nicht.

Aber: Die Person, die mehr Zeit mit dem Baby verbringt, bekommt wahrscheinlich ein besseres Gefühl dafür, was gut funktioniert und was nicht. Entsprechend ist es sinnvoll, wenn diese Person die »Führung« übernimmt, insbesondere dann, wenn es zeitlich brenzlig ist, denn bei einigen Dingen können Babys bekanntermaßen nicht allzu geduldig sein. Hier gilt: Fingerspitzengefühl. Wann kann ich einen Kompromiss machen und den Partner »es versuchen« lassen, ohne einzuschreiten, und wann braucht das Baby eine schnelle Bedürfnisbefriedigung? Greift ein Partner ein, ist es danach elementar, die Situation zu besprechen und dem Partner zu erklären, warum man gehandelt hat, wie man gehandelt hat. Das beugt dem Gefühl, »bevormundet zu werden«, vor.

Es gibt Dinge, die Väter nicht beschleunigen können, insbesondere wenn es um deine Erholung von Schwangerschaft und Geburt geht, egal ob es sich um einen Kaiserschnitt oder eine vaginale Geburt handelt. Väter können nicht bewirken, dass deine Muttermilch schneller fließt, und sie können nicht dafür sorgen, dass ein Baby bereits am dritten Tag durchschläft.

Aber in all diesen Situationen können Väter eine enorme Rolle spielen. Väter können für Ruhe sorgen, denn Schlaf fördert deine Milchproduktion. Sie können dafür sorgen, dass du hydriert bleibst, denn ausreichend Wasserzufuhr unterstützt ebenfalls die Milchproduktion.

Das Einzige, was ein Vater in einer Kernfamilie mit einem gestillten Baby nicht tun kann, ist das Stillen selbst. Alles andere liegt in seiner Hand. Das Wichtigste ist, dass er dich unterstützt. Wenn der Vater dich unterstützen kann, wirst du das Baby versorgen können.

Genauso wichtig ist es, deine eigene Arbeit als Betreuungsperson (»Care-Arbeit«) nicht weniger wertzuschätzen als die Lohnarbeit deines Partners. Ein Gleichgewicht zwischen den verschiedenen Aufgaben und Verantwortlichkeiten zu finden, erfordert eure partnerschaftliche Anstrengung. Falls das jedoch nicht mehr funktioniert, ist es ratsam, dass ihr professionelle Unterstützung in Anspruch nehmt, sei es durch Erziehungs- und Familienberatung, das Netzwerk Frühe Hilfen oder andere unterstützende Organisationen (Anlaufstellen findet ihr unter den Beratungsstellen im Anhang). Eine Sicht von außen erleben viele Paare als hilfreich. Nehmt das lieber früher als zu spät in Anspruch.

Maternal Gatekeeping

Die Gatekeeper-Theorie stammt aus den 1950er-Jahren und wurde von David Manning White begründet. Ursprünglich war sie Teil der Journalismus- und kommunikationswissenschaftlichen Forschung und untersuchte, wie Medienorganisationen welche Nachrichten auswählen. Das »Gatekeeping« (deutsch: Torwächter) bezieht sich auf die Begrenzung der Informationen durch Selektion: Nachrichtenagenturen verbreiten nur die News, die sie als kommunikationswürdig erachten. Die Theorie wurde mehrfach adaptiert und in anderen Kontexten untersucht. Einer dieser Kontexte ist das »Maternal Gatekeeping«, wo sie zunächst von Sarah Allen und Alan Hawkins (1999) und nochmals in veränderter Form von Daniel Puhlman und Kay Pasley (2013) formuliert wurde. Maternal Gatekeeping beschreibt die Dynamik zwischen Eltern in Bezug auf den Kontakt zum Baby. Der Begriff »Gatekeeper« bezieht sich dabei auf die Rolle einer Person, die den Zugang zu bestimmten Aufgaben oder Verantwortlichkeiten kontrolliert oder regelt.

Im Zusammenhang mit Elternschaft kann dies bedeuten, dass eine Person sich als »Gatekeeper« in Bezug auf das Baby verhält. Sie könnte zum Beispiel dazu neigen, die Kontrolle über bestimmte Pflegeaufgaben zu übernehmen (»Du ziehst das Baby nicht warm genug an!«) oder sich mehr Verantwortung für die Bedürfnisse des Babys zu geben (»Ich zeige dir mal, wie man das richtig macht!«).

Diese Dynamik kann sowohl positiv als auch negativ sein. Positiv ausgedrückt, könnte die Mutter als Gatekeeper fungieren, um sicherzustellen, dass sie und der Vater gleichermaßen am Wohl des Kindes beteiligt sind. Sie könnte eine kooperative und unterstützende Rolle einnehmen, um sicherzustellen, dass beide Elternteile eine aktive Rolle in der Betreuung des Babys spielen.

Negativ ausgedrückt, könnte die Mutter als Gatekeeper möglicherweise dazu neigen, die Kontrolle zu behalten und den Vater von bestimmten Aufgaben fernzuhalten. Dies könnte aus verschiedenen Gründen geschehen, wie zum Beispiel aus Sorge um die Sicherheit des Kindes, aus Unsicherheit über die Fähigkeiten des Vaters, sehr traditionellen Rollenbildern oder aus einem Gefühl der Überlegenheit in Bezug auf die Elternschaft heraus.

Es gibt jedoch auch Kritik am Begriff des Maternal Gatekeepings, die darauf hinweist, dass dieser Begriff manchmal als Entschuldigung von Männern verwendet wird, sich nicht aktiv an der Familienarbeit zu beteiligen: »Ich wollte ja, aber du lässt mich nicht!«

Konflikte lösen – Kompromisse finden

Wie fast überall im Leben geht es auch in der Partnerschaft und im Familienleben um Kompromisse. Was etwas abgedroschen klingen mag, hat einen prägnanten Kern: Starke Eckpfeiler für eure zufriedene Partnerschaft sind, dass ihr aufeinander zugeht und die Bereitschaft zeigt, euch selbst zurückzunehmen.

Zufriedenheit ist wahrlich nicht typisch für die ersten drei Lebensjahre des Kindes. Bereits 1998 fand das Gottman-Institut heraus, dass nach der Geburt eines Kindes 67 Prozent aller Paare unglücklicher in ihrer Partnerschaft sind als zuvor. Unter anderem gibt es gefühlt weniger Wertschätzung, weniger Sexualität, dafür aber mehr Konflikte. In der Folge (und leider wenig überraschend) kommt es vermehrt zu Affären.

Die Konflikte der Eltern sind aber auch für die Kinder schwierig: Wenn du von deinen Sorgen um die Beziehung, Ärger oder Traurigkeit nach einem Streit, dem Gefühl, alleingelassen zu werden, völlig absorbiert bist, ist es schwieriger für dich, »innerlich frei« auf dein Baby einzugehen. Vielleicht hast du ja schon einmal bemerkt, dass du eine besonders kurze Zündschnur hast, wenn es am selben Tag einen Streit gab. Daher ist es doppelt lohnend, an der Fähigkeit, Konflikte zu lösen, zu arbeiten: für die Beziehung und für dein Kind.

Denn Konflikte werden immer vorkommen. Sie sind unvermeidlich und häufig sogar gut. Das »Geheimnis« der 33 Prozent der Paare, die nach der Geburt genauso glücklich sind wie zuvor, liegt nicht am Vermeiden von Konflikten, sondern hauptsächlich in ihrer Konfliktlösungsfähigkeit. Diese Eltern verhalten sich konstruktiv statt destruktiv. Einen destruktiven Ansatz bezeichneten John Gottman und Julie Schwartz Gottman auch als die vier (später fünf) apokalyptischen Reiter.

Die fünf apokalyptischen Reiter

- Kritik: oft direkte Kritik am Partner (»Nie kannst du …«, »Du bist immer …«).
- Defensivität: eine Art Abwehrhaltung den eigenen Fehlern gegenüber (»Also, mir ist das noch nie passiert …«).
- Verachtung gegenüber dem Partner: (»Wie konnte ich mich auf so einen Vollidioten einlassen …«).
- Abwarten oder Rückzug aus der Interaktion: das typische »Totschweigen« oder den anderen »wegignorieren«/nicht mit ihm sprechen.
- Der fünfte Reiter (ergänzt von Bas Kast) ist die Machtdemonstration, also den anderen sich abhängig, klein oder schwach fühlen lassen durch das Ausspielen der eigenen Stärke, Größe oder etwa finanziellen Position.

Wenn es euch gelingt, die apokalyptischen Reiter zu meiden, kann allein das schon zu einer Verbesserung der Konfliktqualität führen. Und wenn ihr dann für den nächsten Schritt bereit seid, könnt ihr der Anleitung zur konstruktiven Konfliktlösung (Gottman-Rapoport-Intervention) nach John Gottman und Julie Schwartz Gottman folgen, die Konflikte entschärfen und Eskalation vorbeugen kann.

Übung: Miteinander reden

- Legt euch beide Stifte und Papier zurecht. Macht euch vor dem Gespräch Notizen, um die wichtigsten Punkte nicht aus den Augen zu verlieren, aber auch während des Gesprächs – so wird das Gespräch verlangsamt, was euch wiederum Zeit verschafft, über die eigenen und die Worte des Partners nachzudenken.
- Wenn es im Konflikt »heiß« hergeht, also insbesondere dann, wenn du Vorwürfe oder Anschuldigungen formulierst, merkst du das wahrscheinlich in einer körperlichen Reaktion. Der Puls geht hoch, die Atmung wird schneller, du spürst eine Anspannung im Körper. Mach dann unbedingt eine Pause. Ihr könnt dazu ein Signal (Stopp sagen, Hand heben) verabreden. Aus einer körperlichen Stressreaktion heraus eine friedliche Konfliktlösung zu finden, ist nahezu unmöglich. Überspringt diesen Schritt daher nicht. Habt ihr euch beruhigt, kann es mit klarem Kopf weitergehen. Das gilt auch, wenn sich einer überfordert fühlt.
- Der Gesprächsbeginn sollte positiv sein, denn so wie das Gespräch in den ersten drei Minuten verläuft, endet es auch höchstwahrscheinlich. Also zählt zunächst jeder drei Dinge auf, die gut gelaufen sind und die man an dem anderen schätzt.
- Nun wird das Konfliktthema festgelegt, um das es gehen soll. Wählt für den Anfang ein weniger schwieriges Thema.

- Vereinbart Folgendes: Es wird nicht über Tatsachen gestritten. Tatsachen bedeuten in dem Fall, dass beide Seiten akzeptieren, dass jeder seine eigene Wahrheit und Wahrnehmung hat, die durchaus widersprüchlich zu der Wahrheit oder Wahrnehmung des Partners sein kann. Keine Wahrheit ist »wahrer« als die andere.
- Vereinbart, dass jeder seine eigenen Gefühle hat und haben darf. Schuld beim anderen suchen gilt hier nicht. Die Verantwortung für die eigenen Gefühle bleibt bei dir selbst. Also: Kein »Du bist schuld, dass es mir schlecht geht«.
- Vermeidet pauschale Kritik (»immer« und »alles«), die auf den Charakter des anderen abzielt. Formuliert Kritik positiv: als Wünsche und Bedürfnisse.
- Während des Gesprächs gibt es zwei Rollen: die des Zuhörers und die des Sprechers. Macht euch bewusst, in welcher Rolle ihr gerade seid, und wechselt euch ab, entweder wenn einer von euch mit einem Punkt fertig ist oder nach einer festen Zeit, etwa drei oder fünf Minuten. Wechselt euch im Gespräch mehrfach ab.

Ein Kompromiss ist der bestmögliche Gesprächsausgang. Aber selbst wenn ihr keinen findet, ist das nicht schlimm. Bei dem vorgestellten Modell geht es vielmehr darum, eine gute Gesprächs- und Streitkultur ohne tiefe oder gar absichtliche Verletzungen zu etablieren.

Der eigentliche Wert des Kompromisses liegt nicht nur darin, dass alle Beteiligten ein wenig zufriedener werden, anstatt dass einer von euch seinen Willen durchsetzt (das wissen bereits Grundschulkinder). Er zeigt sich viel eher in der Bestätigung, dass unser Gegenüber bereit ist, auf uns zuzugehen, eine Einigung zu erzielen und unseren Standpunkt zu akzeptieren.

Die grundlegende Bedeutung dieser Konfliktlösungsmethode für beide Partner besteht darin, sich verstanden zu fühlen. Um effektiv Kompromisse zu finden, ist entscheidend, dass wir unsere eigenen Bedürfnisse kennen und verstehen, wie sie im Kontext des Konflikts erfüllt werden können. Daher ist es unerlässlich, dass beide Seiten die Bereitschaft zeigen, Lösungen zu finden, bei denen jeder etwas gewinnt und auch etwas aufgibt.

Ein weiterer Punkt ist, Verletzungen wirklich zu reparieren. Gerade wenn ihr etwas in der Wut gesagt habt, ist die Reue hinterher oft groß – ebenso wie die Verletzung des anderen. Sicher gibt es in jeder Beziehung Momente, in denen einer sich denkt: »Das werde ich dir niemals verzeihen!« Genau das ist aber der Knackpunkt: Um etwas verzeihen oder reparieren zu können, muss das Gegenüber bereit sein, den Reparaturversuch anzunehmen. Der kann vielfältige Ausdrucksformen haben: körperlich (Umarmung), sprachlich (Entschuldigung) oder physisch (kleiner Zettel, Geschenk).

Hier ist wichtig zu erkennen, was derjenige, der verletzt wurde, braucht, und das sollte er wiederum an sein Gegenüber kommunizieren. Besonders effektiv sind Reparaturversuche, die für beide Partner eine individuelle positive Bedeutung haben. In solchen Momenten kannst du vorbereitete Formulierungen wie beispielsweise »Entschuldige, so habe ich es nicht gemeint« verwenden, um zu deeskalieren und den Prozess der Reparatur in Gang zu setzen.

Obwohl es dir anfangs möglicherweise etwas unnatürlich erscheinen mag, vorbereitete Formulierungen zu verwenden, hilft es dir womöglich, in einer festgefahrenen oder ungewollt verletzenden Situation nicht mehr sprachlos zu sein.

Manche Probleme könnt ihr nicht beheben und manchmal sind Kompromisse nicht (mehr) möglich. Bleibt dennoch miteinander in Kontakt, und wertet eine andere Meinung nicht als persönlichen Angriff – auch wenn das manchmal wirklich, wirklich schwer ist.

Geschwisterkinder

Mit der Geburt eines neuen Familienmitglieds verschieben sich die Dynamiken innerhalb der Familie erheblich. Das betrifft nicht nur die Eltern, sondern auch die Geschwisterkinder, die sich an die neuen Gegebenheiten anpassen müssen und oft eine Art emotionale Verschiebung erleben: Die Bedürfnisse des Babys haben nun Vorrang.

Für Geschwisterkinder kann die Ankunft eines Neugeborenen sogar eine Zeit der Unsicherheit bedeuten. Plötzlich teilen sie die elterliche Aufmerksamkeit, die zuvor allein ihnen gehörte. Das kann für sie eine ungewohnte Erfahrung sein, die eine gewisse Zeit braucht, um verarbeitet zu werden. Das Gefühl, »vom Thron gestoßen« worden zu sein, ist durchaus real und kann eine Vielzahl von Emotionen auslösen. Viele Mütter entwickeln Schuldgefühle gegenüber dem großen Kind, was natürlich sehr quälend sein kann.

Eine häufige Reaktion der »Großen« auf die Veränderungen nach der Geburt der »Kleinen« ist die Regression. Geschwisterkinder können in frühere, als sicher empfundene Phasen zurückkehren, um sich dort Trost und Sicherheit zu suchen. Sie verlangen vielleicht vermehrt nach eurer Versorgung und Aufmerksamkeit, um sich in dieser neuen Konstellation zurechtzufinden. Diesen Ausdruck von Bedürfnissen und Emotionen solltet ihr nicht als Rückschritt sehen, sondern als einen Weg, sich in der veränderten Familiendynamik zurechtzufinden.

Die Zeit im Wochenbett kann für die gesamte Familie anstrengend sein. Du benötigst Ruhe und Erholung, dein Partner ist oft damit beschäftigt, in seine Vaterrolle zu wachsen, und die Geschwisterkinder müssen lernen, sich in die neue Familienkonstellation einzufinden. Euer Alltag kann sich drastisch ändern, und es bedarf einer gewissen Flexibilität und Anpassungsfähigkeit aller Familienmitglieder.

Trotz der Anstrengungen, die diese Zeit mit sich bringt, könnt ihr die Liebe und das Verständnis innerhalb der Familie bewahren. Geschwisterkinder brauchen eure Bestätigung, dass ihr sie immer noch liebt und schätzt, auch wenn ihre Rolle sich gerade verändert hat. Gebt ihnen Raum für ihre Gefühle und Bedürfnisse und geht mit Empathie auf ihre Anpassungsprozesse ein.

Wie ihr die Geschwisterbeziehung fördert

So gelingt es euch, die Weichen für eine gute Geschwisterbeziehung zu stellen – auch wenn ihr selbst noch mit all den Veränderungen kämpft und erschöpft seid:

- **Vorbereitung und Involvierung:** Informiert das ältere Kind bereits während der Schwangerschaft über die bevorstehende Ankunft des Babys. Lasst das Kind aktiv am Vorbereitungsprozess teilnehmen, wie beispielsweise bei der Auswahl von Babykleidung oder der Gestaltung des Babyzimmers.
- **Zeit und Aufmerksamkeit:** Plant bewusst Zeit für das ältere Kind ein, um sicherzustellen, dass es sich weiterhin geliebt und wichtig fühlt. Statt dem zehnten »süßen« Outfit lasst euch Zeit schenken – Babysitter-Stunden, sodass ihr Muße nur für euer großes Kind habt. Schafft regelmäßig Momente der Exklusivität für das ältere Kind auch im Alltag, etwa wenn das Baby schläft: sei es beim Vorlesen, Spielen oder gemeinsamen Unternehmungen.
- **Verantwortung übertragen:** Ermutigt das ältere Kind dazu, eine Rolle als »großer Bruder« oder »große Schwester« zu übernehmen, indem es kleine Aufgaben im Zusammenhang mit dem Baby erledigt. Nein, das ist nicht schädlich oder gar Parentifizierung, denn Lob und Anerkennung für diese neuen Verantwortlichkeiten verstärken das Gefühl von Selbstwirksamkeit und Bedeutsamkeit. Und ermöglichen den älteren Geschwistern so, sich als große Schwester oder großer Bruder geschätzt zu fühlen und sich mit Stolz in die Fürsorge für das jüngste Familienmitglied einzubringen. Die Verantwortung liegt natürlich nach wie vor klar bei den Eltern.
- **Gespräche und Offenheit:** Schafft eine offene Kommunikation über Gefühle. Erklärt, dass es normal ist, sich manchmal eifersüchtig zu fühlen, und dass es okay ist, darüber zu sprechen. Hört aktiv zu und zeigt Verständnis für die Emotionen des älteren Kindes.
- **Gemeinsame Aktivitäten fördern:** Findet Aktivitäten, die beide Kinder gemeinsam genießen können, um die Bindung zwischen ihnen zu stärken. Spiele und Unternehmungen, die für unterschiedliche Altersgruppen geeignet sind, können eine positive gemeinsame Erfahrung schaffen, wie vorsingen, Guck-Guck, Auf-dem-Bauch-»Pupse« mit dem Mund machen, zum Klang von Musik wiegen lassen, mit den Zehen spielen, Lautsprache nachahmen …
- **Eigene Auszeiten:** Organisiert regelmäßige Auszeiten für das ältere Kind, damit es Zeit mit anderen Bezugspersonen verbringen kann, um eine ge-

sunde Balance zu gewährleisten. (Auch hier wieder: »Betreuungsgutscheine« zur Geburt, wie einen Ausflug in den Zoo mit der Patentante, statt Spielzeug). Ein positives Umfeld bei Freunden, Großeltern oder anderen Verwandten kann dem älteren Kind zusätzliche Unterstützung bieten, etwa feste »Oma-Tage«.

- **Gefühle validieren:** Bestätigt die Gefühle des älteren Kindes, ohne sie zu bagatellisieren. Sätze wie »Es ist okay, wenn du dich manchmal unsicher fühlst« können helfen.
- **Gemeinsame Erlebnisse schaffen:** Erschafft positive Erlebnisse, in denen beide Kinder Freude teilen können, um eine starke Verbindung zwischen ihnen aufzubauen.
- **Gemeinsame Spiele oder Unternehmungen** können die Geschwisterbeziehung positiv beeinflussen.

Fakt ist: Die Unterstützung und Einbindung der Geschwisterkinder in die Pflege und Versorgung des Neugeborenen kann helfen, eine positive Bindung zwischen ihnen aufzubauen.

Die Schlüsselwörter bei der Bewältigung von Eifersucht sind Sensibilität, Geduld und Liebe. Jedes Kind ist hier einzigartig, und die Zeit, die ihr investiert, um die individuellen Bedürfnisse zu verstehen und anzuerkennen, wird zu einer stabilen Geschwisterbeziehung beitragen und euch längerfristig Konflikte ersparen. Vergesst auch nicht: Insgesamt ist die Dynamik der Familie im Wochenbett eine Zeit des Wandels und der Anpassung für alle Beteiligten. Geht geduldig und mitfühlend miteinander um und schafft Raum für die individuellen Bedürfnisse und Emotionen jedes Familienmitglieds. Mit Liebe, Verständnis und Unterstützung können die Geschwisterkinder lernen, die neuen Gegebenheiten zu akzeptieren und eine starke, liebevolle Beziehung zueinander aufzubauen.

Kapitel 7

Sexualität

In diesem Kapitel erfährst du:

- was Sexualität nach der Geburt erschweren kann,
- was erfüllte Sexualität überhaupt ist und
- wie es euch gelingt, Paar zu bleiben, obwohl ihr Eltern seid.

Warum überhaupt Sex?

Bei Sexualität geht es nicht nur um Fortpflanzung. Sie hat auch eine Lustdimension, die dein körperliches Vergnügen und deine persönliche Befriedigung betrifft. Noch wichtiger ist jedoch ihre Beziehungsdimension. Für viele Paare, sehr wahrscheinlich auch für euch, ist Sexualität ein zentraler Weg, um Anerkennung, Zuneigung, Vertrauen, Verbundenheit, Nähe, Geborgenheit und Liebe auszudrücken und zu erleben.

Wenn die Sexualität in eurer Beziehung wegfällt, kann das weitreichende Folgen haben. Es geht dabei nicht nur um den physischen Akt, sondern um das, was er symbolisiert und wie er eure emotionale Verbindung stärkt. Sexualität ist oft ein Spiegelbild dafür, wie gesund eine Beziehung ist, und kann ein Ventil für emotionale Intimität und gegenseitiges Verständnis sein.

Niemand wird krank, weil er oder sie keine Sexualität erlebt – wohl aber, wenn Bindungs- und Beziehungserleben fehlen. Deshalb wollen wir uns nun der Frage zuwenden, wie sich eure Sexualität vor und nach der Geburt eines Kindes verändert und welche Auswirkungen das auf eure Beziehung haben kann.

Vorher – Nachher

Neben deiner neuen Rolle als Mutter bringt die Geburt deines Kindes große Veränderungen auf der Paarebene mit sich. Ihr müsst euch als Paar neu finden und dazu gehört auch die Sexualität.

Bei vielen Frauen ändert sich die Sexualität aufgrund von Geburtsverletzungen, Hormonen und körperlichen Veränderungen zeitweise oder ist schmerzhaft. Oft haben sie auch nicht mehr den Wunsch danach. Im Gegensatz dazu ist der sexuelle Wunsch bei Männern oftmals noch ausgeprägt, was zu Konflikten führen kann. Vielleicht gab es vorher eine intensive Kinderwunschzeit mit viel Sex oder ein großes Lustempfinden in der Schwangerschaft – umso härter trifft manche Beziehung die Veränderung im Wochenbett. Und manchmal dauert die »Flaute« so lang, dass Paare es als schwierig empfinden, »einfach so« wieder loszulegen – möglicherweise sogar vor dem Baby oder mit tropfenden Stillbrüsten. Einige Paare fühlen sich so, als hätten sie den richtigen Zeitpunkt verpasst.

Vielleicht ist die Angst auch bei euch nach einer Phase der längeren Abstinenz groß, überhaupt wieder anzufangen. Das wiederum führt häufig zu einer »verkopften« Herangehensweise und immer größer werdender Angst. Viele Paare zögern dann das erste Mal nach der Geburt hinaus, was kurzzeitig erleichternd ist, aber längerfristig Ängste verstärken kann, und dazu führt, dass man weiter hinauszögert … ein klassischer Teufelskreis entsteht.

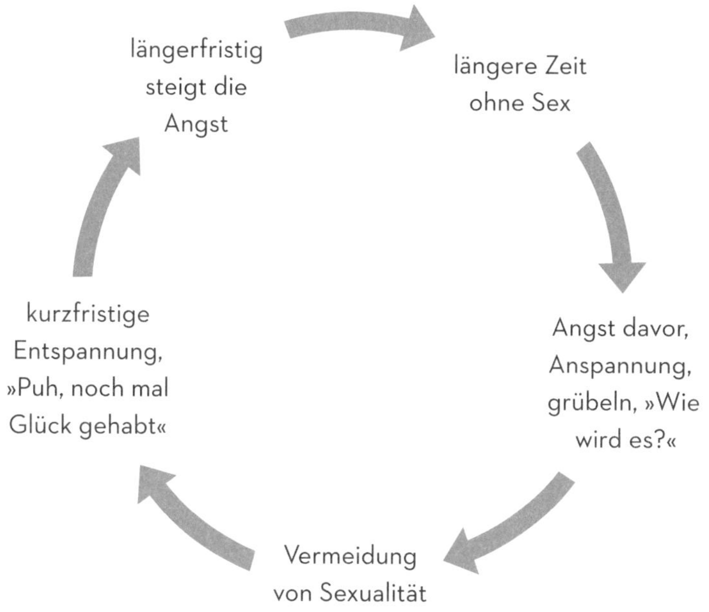
längere Zeit ohne Sex
Angst davor, Anspannung, grübeln, »Wie wird es?«
Vermeidung von Sexualität
kurzfristige Entspannung, »Puh, noch mal Glück gehabt«
längerfristig steigt die Angst

Es gehört zu deinem biologischen Programm, erst mal keinen Sex zu wollen. Du sollst dich ganz um dein Neugeborenes kümmern können, deinen Körper schonen und nicht direkt ein weiteres Kind zeugen. Bei manchen Frauen läuft dieses Programm länger, bei einigen kürzer.

Viele Frauen fühlen sich zudem nicht »attraktiv« genug, der Bauch hängt, und wie fühlt sich die Penetration an, nachdem ein Kind dadurch kam? Gedanken wie »Bin ich zu weit?« sind völlig normal. Manche Frauen brauchen für sexuelle Intimität auch emotionale Intimität – was im stressigen Babyalltag leider oft zu kurz kommt.

Besprich am besten vor der Geburt realistisch mit deinem Partner, was euch erwartet. Das gilt insbesondere für die Erfahrungen im Kreißsaal, denn für einige Partner kann der Anblick von Blut, Gewebe und des Geburtsprozesses selbst emotional intensiv und herausfordernd sein. Solche Erfahrungen können später unbewusst Einfluss auf die sexuelle Beziehung nehmen, da sie die Wahrnehmung des Körpers und der Intimität verändern können.

Auch die Zeit nach der Geburt ist für euch besprechenswert: Du hast vielleicht Geburtsverletzungen erlitten oder einer von euch zeigt ein vermindertes Interesse an Sexualität. Dann dauert es, bis ihr wieder Sex haben könnt oder wollt. Hier hilft Aussitzen keinesfalls – eher im Gegenteil, es schürt Unzufriedenheit.

Insofern ist es essenziell, dass ihr euch gegenseitig wertschätzend mitteilt, was ihr könnt und wollt und was eben nicht. Zur Wertschätzung gehört auch die wechselseitige Anerkennung der Bedürfnisse des anderen. Konkret heißt das: Erkennt den Wunsch des Partners nach sexueller Befriedigung genauso an wie den nach Abstinenz und redet offen darüber.

Dennoch bedeutet das nicht, dass du die Pflicht hast, deinen Partner sexuell zu befriedigen – ein »Mach es ihm zuliebe« ist keine Alternative, ebenso wenig wie Sex aus der Angst heraus, den Partner sonst zu verlieren. Sich aus einem Verpflichtungsgefühl heraus zum Sex drängen zu lassen, hat wenig mit Selbstbestimmtheit zu tun. Und das belastet letztendlich die Partnerschaft.

Viele Mamas machen Abstriche bei der eigenen Sexualität. Dabei hast auch du als Frau ein Recht auf erfüllten und guten Sex! Auch nach der Entbindung. Und wenn es Monate dauert, bis es wieder so funktioniert, wie ihr euch das wünscht, ist das ebenfalls okay.

Wenn deine fehlende Lust einen medizinischen Grund hat (Inkontinenz, »zu eng« zugenäht, Narbenschmerzen …), muss das nicht so bleiben. Warte die

Väter in Kreißsälen

Über die Jahrtausende hinweg wurden Gebärende in verschiedenen Kulturen von anderen Frauen unterstützt. Väter hatten dabei keine Rolle inne. In den letzten Jahrzehnten hat ein tiefgreifender sozialer Wandel stattgefunden: Während es in den 1950er- und 1960er-Jahren Vätern nur in Ausnahmefällen erlaubt war, bei der Geburt ihrer Kinder anwesend zu sein, ist es heute in westlichen Industrieländern nahezu obligatorisch. Zwischen 80 und 88 Prozent aller Partner sind nun bei der Geburt ihrer Kinder präsent.

Das entspricht auch dem Wunsch der Mutter. In den meisten Industrienationen wird der Partner als der ideale Begleiter gesehen. In Russland ist das übrigens nicht so, hier wollen 69 Prozent der Mütter ohne den Partner gebären.

Die Präsenz von Männern während der Geburt ist jedoch nicht immer freiwillig: Zwischen 20 und 60 Prozent der Männer, die an der Geburt teilnehmen, fühlen sich unter Druck gesetzt, meist von Hebammen oder Klinikmitarbeitern (54 Prozent) oder der Partnerin (25 Prozent). 80 Prozent der werdenden Väter haben Angst davor, die Partnerin leiden zu sehen und nicht helfen zu können.

Die Psychologinnen Kirsten von Sydow und Nicole Happ interviewten im Rahmen einer 2012 publizierten Studie dreißig Männer zu ihrer Planung bezüglich der Geburt ihres Kindes und ihrem Erleben der Geburt. Hier zeigte sich, dass alle Männer zwar angaben, dabei sein zu wollen, allerdings fühlten sich 13 Prozent von ihnen so, als könnten sie nicht nein dazu sagen. Das Geburtserleben der Väter war geprägt sowohl durch intensive positive (Freude, Erleichterung, Rührung) als auch negative Gefühle (wie Angst um das Leben von Frau und Kind, Schock, Hilflosigkeit, Ekel, Fluchtimpulse). Gegenüber dem neugeborenen Kind dominierte zumeist Freude und Rührung – es traten aber auch Hilflosigkeits- und Entfremdungsgefühle auf.

reguläre Heilzeit ab, lass das Problem beim Gynäkologen oder Beckenbodenspezialisten checken, und mach deine Rückbildung. Zusätzlich kannst du Narbengewebe mit Öl massieren und so beweglicher machen.

Das Psychische lässt sich in vielen Fällen lösen, indem ihr euch Zeit füreinander nehmt (und ja, es ist legitim, sich einen Babysitter für intime Zeit zu zweit zu gönnen!). Wenn der Druck raus ist, geht es mit Zeit und Gleitmittel (denn auch das Stillen kann hormonell für eine trockene Vagina sorgen) oft von selbst. Wenn nicht: Ab zum Arzt.

Was ist guter Sex (nach der Geburt)?

Du kannst dir sicher denken, dass es auf diese Frage keine pauschale Antwort gibt. Aber es gibt einen Ratschlag, der sich zunächst vielleicht trivial anhört, es aber in sich hat: Kreativität. Lass mich dir erklären, was damit gemeint ist.

Überleg dir kurz, wer oder was dein Bild von Sexualität geprägt hat. Ein guter Teil davon ist vermutlich die Pornoindustrie oder Sexratgeber. Hier wird Sexualität meist sehr einseitig dargestellt und umfasst das klassische »Rein-Raus«. Kurzum: Die Darstellung von Sexualität setzt fast immer Penetration voraus. Aber genau das ist nach einer Geburt häufig erschwert.

Dabei scheint Penetration für viele nicht der entscheidende Faktor für eine erfüllte Sexualität zu sein. Der Arzt Friedrich-Wilhelm Deneke untersuchte 2001 die Bedeutung verschiedener sexueller Aspekte: 1) danach, wie wichtig sie für die Teilnehmer waren und wie stark sie sich etwas wünschten, und 2) inwiefern diese Aspekte aktuell erfüllt waren.

Es gab insgesamt 21 Plätze zu vergeben. Dabei erschien der Aspekt »erotisch-sexuelle Befriedigung« lediglich auf Platz 12 der Wunschliste, belegte in der Rangliste der aktuell befriedigten Aspekte jedoch Platz 8.

Der Aspekt »vertrauensvolle und verlässliche Beziehung, in der man sich geborgen, aufgehoben und vom Partner akzeptiert fühlt« wurde auf Platz 1 genannt (großer Wunsch danach), belegte in der Liste der tatsächlich erfüllten Punkte jedoch nur Platz 9.

Wir können das nun so interpretieren, dass die meisten Sexualität mit Beziehung und Vertrauen assoziieren, dies aber seltener erfüllt ist als die weniger gewünschte erotisch-sexuelle Befriedigung.

Was gehört zu gutem Sex dazu?

Die kanadische Psychologin Peggy Kleinplatz und Kollegen interviewten 2007 65 Paare in Langzeitbeziehungen, was die wichtigsten Merkmale guter Sexualität sind:

- gegenwärtig aufmerksam sein
- Echtheit, Vertrauen
- intensive emotionale Verbindung
- sexuelle und erotische Intimität
- Austausch, Kommunikation
- »über sich hinauswachsen«

Die gute Nachricht also: Sexuelles »Funktionieren« ist nicht erforderlich für guten Sex.

Aber was bedeutet das jetzt für euch konkret? Möglicherweise lohnt es sich, zunächst an der Verbindung zueinander zu arbeiten, anstatt Penetration zu forcieren. Betrachtet Verbindung als Basis für guten Sex und Penetration als Option, nicht als Muss. Und hier kommt die Kreativität wieder ins Spiel.

Besprecht etwa alternative Sexpraktiken, die für euch beide schön oder zumindest akzeptabel sein können. Falls der Gesprächseinstieg schwerfällt, kann euch die Übung mit der Speisekarten-Metapher dabei helfen. Die Metapher hebt die Individualität und Vielfalt der sexuellen Wünsche hervor und betont, dass es keine festen Regeln oder Normen gibt, die für alle gelten. Stattdessen sollten Menschen die Freiheit haben, ihre eigenen Präferenzen zu erkunden und auszuwählen, was für sie persönlich befriedigend ist.

Übung: Sexuelle Wünsche mitteilen

Nehmen wir an, ihr als Paar befindet euch in einer Phase, in der eure Intimität nachgelassen hat. Du bist dir unsicher, wie du deinem Partner mitteilen sollst, dass du gerne mehr emotionale Verbundenheit in eurer sexuellen Beziehung hättest.

Dann kannst du ihn mit der Speisekarten-Metapher vertraut machen. Stellt euch vor, eure sexuellen Vorlieben sind wie eine Speisekarte. Manche mögen es würzig, andere mild. Es gibt Menschen, die bevorzugen süße Erfahrungen, während andere eher auf herzhafte stehen. Es gibt keine richtige oder falsche Wahl auf dieser Speisekarte.

Du könntest zu deinem Partner sagen: »Ich hätte gerne mehr vom ›emotionalen Verbundenheitsgericht‹. Für mich würde das so aussehen: Wir nehmen uns an einem romantischen Abend Zeit dafür, uns wirklich in die Augen zu schauen und uns emotional näherzukommen. Ich glaube, es würde unsere Verbindung stärken.«

Die Metapher erlaubt es dir, deinen Wunsch nach mehr emotionaler Intimität auf eine spielerische und nicht konfrontative Weise auszudrücken. Sie öffnet die Tür für eine offene Diskussion darüber, wie ihr gemeinsam neue »Gerichte« in eure Beziehung integrieren könnt.

Dein Partner könnte dann seinerseits über seine eigenen Wünsche sprechen, indem er sagt: »Ich würde gerne mehr vom ›Abenteuergericht‹ haben. Wir könnten neue Dinge ausprobieren, die uns beiden Freude bereiten und unsere Beziehung aufregender machen.«

Du könntest wiederum betonen, dass einige Gerichte der Speisekarte momentan nicht angeboten werden können, und Vorschläge machen, was die mögliche Alternative sein könnte.

Durch die Speisekartenmetapher könnt ihr eure sexuellen Wünsche auf eine nicht bedrohliche, wertschätzende Weise kommunizieren und erkunden, wie ihr eure gemeinsame Speisekarte erweitern könnt, um eine erfüllendere und befriedigende Intimität zu schaffen.

Ziel sollte es sein, anzuerkennen, dass sich eure Sexualität nach der Geburt verändert, und darauf zu reagieren, sodass ihr als Paar zu einer guten Lösung findet. Räumt euch für dieses Gespräch viel Zeit ein. Verständnis füreinander ist entscheidend. Seid offen für Neues. Auch alternative Praktiken können helfen, ohne Penetrationsdruck. Umarmt euch, küsst euch, findet Raum für streicheln, kuscheln oder liebe Worte. Neben Oralsex könnte etwa eine Gummivagina in eure Sexualität eingebaut werden und Möglichkeiten der Entspannung bieten. Weitere Ideen könnten Zeit für Pornos und Masturbation sein, gemeinsames Masturbieren, je nach Wunsch.

Wichtig ist, körperliche Intimität überhaupt anzusprechen und im zweiten Schritt Ideen für kreative Lösungen finden, um die eigene und gemeinsame Sexualität wiederzuentdecken.

Wann sollte es wieder klappen?

Das ist (natürlich) sehr individuell und abhängig von vielen Faktoren, etwa wie erfüllt oder bedeutsam eure Sexualität vorher war, ob es psychische oder physische Geburtsverletzungen gibt, wie die Belastung aktuell ist …

Insofern gibt es kein allumfassendes Zeitkriterium. Allerdings beschrieben die Urologen Hanno Kock und Harald Burgdörfer 2005 den Prozess der »sexuellen Rehabilitation«, also den Weg von einem medizinischen Vorfall bis hin zum Wiederentdecken der Sexualität – am Beispiel der Querschnittslähmung. Das Modell lässt sich jedoch gut auf die Zeit nach einer Geburt übertragen. Denn beides beeinträchtigt die Sexualität und greift so in das intime und soziale Leben ein. PS: Wenn es ein Modell dafür gibt, heißt es, dass du ziemlich sicher kein Einzelfall bist und sexuelle Schwierigkeiten nach der Geburt kein Randphänomen sind.

Die drei Phasen der sexuellen Rehabilitation sind: Verunsicherung, experimentieren, genießen.

In der Phase der *Verunsicherung* ist das Thema Sexualität oft weit weggeschoben. Mütter fühlen sich häufig unattraktiv und lehnen den eigenen Körper ab. Unsicherheit, Angst und Trauer sind vorherrschende Gefühle. Zumeist gibt es ein großes Bedürfnis nach Bestätigung, Zuneigung und Sicherheit.

In dieser Phase geht es darum, alte Normen loszulassen und den eigenen Körper neu zu erkunden, um die Grundlage für ein verändertes Sexualleben zu schaffen. Fehlen dir klare Vorstellungen über Möglichkeiten, wie du diese Neuerkundung angehen kannst, kann das zu Frust führen. In solchen Momenten kreisen im Kopf oft Gedanken wie »Bin ich noch attraktiv für meinen Partner?« oder »Kann ich die sexuellen Erwartungen erfüllen?«. Diese Unsicherheiten können tief sitzen. Manche Frauen entwickeln daraufhin die Befürchtung, der Partner könnte sie wegen der veränderten Sexualität verlassen.

In der Partnerschaft manifestiert sich diese Angst oft durch Rückzug, Vermeidung und die Abwehr körperlicher Nähe. Die Kommunikationsfähigkeit, über diese intimen Ängste und Wünsche zu sprechen, ist bei vielen Paaren noch nicht ausreichend entwickelt. Zusätzlich kann das Selbstvertrauen geschwächt sein, was es erschwert, erotische Wünsche auszudrücken und offen über die eigenen Bedürfnisse zu kommunizieren.

Hinter dieser Dynamik steht die Sorge, nicht mehr den gesellschaftlichen oder persönlichen Idealbildern zu entsprechen. Es ist eine Zeit, in der viele Frauen mit der Frage ringen, wie sie ihre Rolle als Mutter mit ihrer sexuellen Identität vereinbaren können. Diese innere Auseinandersetzung kann tiefgreifend sein und erfordert von dir ein hohes Maß an Selbstakzeptanz und Mut, um neue Wege in der sexuellen Beziehung zu beschreiten.

In der Phase des *Experimentierens* überwindet die Neugier die Frustration und Angst der ersten Phase. Allerdings versuchen die meisten Paare dann, alte Normen zu erfüllen, also den »Vorher-Zustand« wiederherzustellen. Das wiederum engt ein und verhindert lustvolles Erleben. Experimentiert ihr hier, kann das den Selbstwert stärken, genauso gut kann es für euch aber auch zu frustrierenden Erlebnissen kommen. Gute Stichworte für euch sind dann offene, klare Kommunikation, die Perspektive des anderen einzunehmen und Schamgefühle über den eigenen Körper abzubauen. Dann könnt ihr Ängste überwinden und neue Praktiken entdecken, unter Berücksichtigung von körperlichen Einschränkungen. Diese Phase kann über Monate andauern.

Die letzte Phase des *Genießens* steht am Ende der experimentellen Phase und schließt ein, dass ihr euch von alten Normen löst. Ihr akzeptiert Defizite und Grenzen und gestaltet eure Sexualität individuell. Dazu zählen auch Gelassenheit bei »Pannen«, offene Kommunikation miteinander und dass ihr euch als vollwertige Partner fühlt.

Du siehst also: Primäres Ziel ist nicht das Herstellen des Ausgangszustandes, sondern eine Verbesserung der partnerschaftlichen Kommunikation und Beziehung.

Merksätze für sexuelle Zufriedenheit

- Ein steifer Penis oder eine feuchte Vagina machen noch keine solide Partnerschaft.
- Harninkontinenz ist nicht gleichbedeutend mit genitaler Inkompetenz.
- Verlust der Sensibilität ist nicht gleichbedeutend mit Verlust von Gefühlen.
- Die Anwesenheit von Einschränkungen ist nicht gleichbedeutend mit der Abwesenheit von Bedürfnissen.
- Ein verändertes körperliches Erscheinungsbild beeinträchtigt nicht zwangsläufig die sexuelle Attraktivität.

Kapitel 8

Abgrenzung

In diesem Kapitel erfährst du:

- warum nach der Geburt plötzlich jeder einen »guten Rat« hat,
- warum es oft nicht so leicht ist, sich abzugrenzen, und
- wie es dir gelingen kann, freundlich, aber bestimmt gesunde Grenzen zu setzen.

Warum hat eigentlich jeder eine Meinung?

Vielleicht kennst du den Spruch: »Der schlimmste Schlag ist der Ratschlag« – und sicher hast du auch schon bemerkt, dass vor, aber insbesondere nach der Geburt deines Kindes plötzlich alle einen »guten Rat« oder zumindest eine Meinung haben, die dir häufig ungefragt aufgedrängt wird. Und je nachdem, in welcher psychischen Konstitution (und wir haben ja schon viel darüber gesprochen, dass du im Wochenbett sehr verletzlich sein kannst) du dich befindest, treffen dich diese Ratschläge, weil du glaubst, etwas falsch zu machen, oder sie verunsichern dich. Kurzum: Sie können Druck aufbauen.

Ich finde, bei Ratschlägen spielt das Wort »ungefragt« eine große Rolle. Wenn du Rat suchst und einen Ratschlag bekommst (auch wenn er dir vielleicht missfällt), musst du damit leben. Zumindest bist du dann für das nächste Mal gewappnet und überlegst dir womöglich zweimal, wen du genau fragst. Anders verhält es sich mit ungefragten Ratschlägen. Nun ist nicht jeder davon immer falsch. Aber bei Baby- und Erziehungsfragen ist die Chance, dass du einen Ratschlag als bevormundend und grenzüberschreitend erlebst, besonders hoch.

Das liegt zum einen daran, dass es bei diesen Themen hundert verschiedene Ansichten gibt. Auch unterliegt Erziehung immer dem gesellschaftlichen Wandel. In den letzten Jahrzehnten hat sich unheimlich viel verändert. »Schreien fördert die Lungen« und »Wenn du zu oft auf dein Kind reagierst, verwöhnst du es« waren gängige Leitsätze. Viele ältere Familienmitglieder sind mit solchen Leitsätzen aufgewachsen, und es ist nachvollziehbar, dass sie sie für »die Wahrheit« halten, an der das Kind (und Enkelkind) teilhaben soll.

Das Problem ist, dass diese Leitsätze von denen, die sie glauben, nicht hinterfragt werden. Im Gegenteil: Sie versuchen, sie ebenfalls weiterzugeben.

Das rechtfertigt natürlich nicht jedes Verhalten. Aber wenn du verstehst, woher es kommt, fällt dir der Umgang mit Grenzüberschreitung und »Besserwissen« leichter. Auch tun sich einige aus der Elterngeneration schwer, umzudenken, weil das ja bedeuten könnte, dass sie in der Erziehung der eigenen Kinder etwas falsch gemacht haben könnten. Das ist für viele nur schwer einzusehen oder zu ertragen.

Ein großer Punkt ist auch die Rollenumkehr. Ihr wart vorher Kinder eurer Eltern. Nun seid ihr selbst Elternteil eines Kindes. Viele (Schwieger-)Eltern erleben es als Herausforderung, sich in die neue Rolle einzufinden, ihr Kind als autonomes Elternteil wahrzunehmen und ihm all die damit verbundenen Kompetenzen (mit denen sie selbst vielleicht Schwierigkeiten hatten …) zuzutrauen.

Wenn ältere Familienmitglieder sich permanent einmischen, kann das aus dem Wunsch heraus entstehen, sich näher an die neu entstandene Familie zu binden, eine Rolle im Leben des Babys zu spielen und sich quasi unentbehrlich zu machen.

Abgesehen von der älteren Generation gibt es ebenso Freunde, die dauernd mit Ratschlägen dienen. Auch für sie gilt: Nicht jeder Ratschlag ist schlecht gemeint oder kommt aus böser Absicht. Wie bei den Eltern hilft es hier häufig, ein Verständnis für das Handeln zu entwickeln, um es besser einordnen zu können – aber auch, um sich besser abzugrenzen.

Die meisten Ratschläge entstehen aus einer Art Hilflosigkeit: »Schnell etwas raten, um das Problem schnell wegzuzaubern.« Das Gefühl, nicht helfen zu können, ist für viele Menschen unangenehm – entsprechend hilft der Ratschlag manchmal mehr dem Gebenden (und der eigenen Unsicherheit) als dir. Ebenso ist es möglich, dass sich die Ratgeber selbst Unterstützung und Hilfe gewünscht hätten – und nun so handeln, wie sie es für sich selbst gewünscht hätten.

Es gibt aber auch weniger nachvollziehbare oder »gute« Gründe. Was ihren Denkstil angeht, neigen ungefragte Ratgeber dazu, kognitiv eher starr zu sein. Sie glauben typischerweise, dass sie im Recht sind, und haben Schwierigkeiten, die Situation aus verschiedenen Perspektiven zu betrachten, wenn sie ein Problem angehen. Ihr Denken ähnelt einem »Alles-oder-nichts«-Prinzip.

Gelegentlich kann es sein, dass die Ratgebenden sich für intelligenter, vernünftiger und damit überlegen halten und genau aus diesem Grund ihr Wissen ungefragt weitergeben – in dem Glauben, dass wenn alle so handeln würden wie sie, die Welt ein besserer, optimalerer Ort mit reibungslosen Abläufen wäre. Hier spielt auch der Wunsch nach Kontrolle mit hinein.

Was diesen Menschen natürlich fehlt, ist Empathie und die Fähigkeit zum Perspektivwechsel. Sie können nicht verstehen, dass ihre Ratschläge beim

Gegenüber Verunsicherung oder Druck auslösen oder einfach als grenzüberschreitend erlebt werden.

Übung: Richtig Rat geben

Bist du selbst versucht, jemandem, der dir gerade von einer Schwierigkeit berichtet, einen Ratschlag zu erteilen, kann die Frage: **Möchtest du, dass ich zuhöre, oder möchtest du, dass ich etwas dazu sage?** ein absoluter Gamechanger sein, denn sie lässt die Entscheidung, ob Rat erwünscht ist oder nicht, beim Gegenüber.

Wir sind uns einig, dass es in den meisten Fällen nervt, wenn es ungefragte Ratschläge hagelt oder andere bestimmte Dinge immer besser wissen. Dazu noch die Herausforderungen der Elternschaft und der eigene Druck, alles richtig machen zu wollen … hier sind Konflikte vorprogrammiert.

Versuche, bei allem Frust gut bei dir selbst zu bleiben und für dich zu überlegen, ob du ungefragten Rat annimmst, kommentierst oder einfach weglächelst. Denn auch sich über etwas zu ärgern oder nachzugrübeln, frisst kostbare Energie, Zeit und Ressourcen. So sehr es dir auch manchmal in den Fingern juckt zu kontern – manchmal ist es lohnender, ruhig zu bleiben und sich seinen Teil zu denken.

Vertraue auf deine Intuition und handle entsprechend. Du kennst dein Baby am besten und spürst, was das Richtige ist. Und selbst wenn du unsicher bist: Du hast immer die Möglichkeit, selbst aktiv bei Menschen, denen du vertraust, nach Rat oder Unterstützung zu fragen. Auch wenn es ein ganzes Dorf braucht, um Kinder großzuziehen – meistens kannst du dir nicht aussuchen, wer in deinem Dorf lebt. Umso wichtiger ist es, klare Grenzen ziehen zu können. Wie das gehen kann, liest du weiter unten in diesem Kapitel.

Spiel: Vier mal vier

Um es dir ein bisschen leichter zu machen und dir zu helfen, die Kommentare und Ratschläge mit Humor zu nehmen: Hier eine Vorlage für Vier mal vier. So geht's: Vorlage abfotografieren oder direkt im Buch bei jedem Satz, den du im Wochenbett gehört hast, ein Kreuz machen. Wenn du ein Bingo, also eine horizontale oder vertikale Reihe, voll hast, belohne dich mit etwas Schönem, und sei dir gewiss: Es geht vielen Müttern so.

»Schläft das Baby denn schon durch?«	»Du solltest wirklich eine ökologischere Windelmarke nutzen.«	»Bei uns hat das mit dem Stillen ganz anders funktioniert.«	»Wann plant ihr denn das nächste Kind?«
»Mein Kind hat schon mit fünf Monaten angefangen zu krabbeln.«	»Hast du schon versucht, das Baby zu einem festen Schlafplan zu bringen?«	»Wenn du nur das Richtige isst, wird die Milch besser.«	»Ihr solltet mal überlegen, wer jetzt wieder arbeiten geht.«
»Hildegard hatte vier Kinder und bei denen sah es nie so aus.«	»Du siehst aus, als könntest du mal wieder etwas Sport gebrauchen.«	»Vielleicht verwöhnst du das Baby zu viel.«	»In meiner Generation haben wir gemacht, was die Ärzte gesagt haben. Warum hinterfragst du alles?«
»Schlaf, solange das Baby schläft!«	»Du musst nur konsequenter sein, dann hört das Schreien auf.«	»Sollte das Baby nicht mal ein bisschen draußen an die frische Luft?«	»Wann beginnt ihr mit der Beikost?«

Gesunde und ungesunde Grenzen

Nicht nur bei ungefragten Ratschlägen kann Abgrenzung nötig sein, sondern auch bei neugierigen Fragen (»Hattest du einen Dammriss?«) oder unangemessenen Kommentaren (»Du siehst immer noch schwanger aus!«). Sie wirken oft sehr überrumpelnd. Entsprechend bist du perplex und weißt oft nicht, was genau du darauf sagen sollst, schweigst und ärgerst dich hinterher, dass du nichts geantwortet hast.

Manche Frauen haben aber auch Angst, die Beziehung zu gefährden, wenn sie sich wehren, oder sie glauben, dass sie »zu empfindlich« seien oder die Dinge »zu eng« sehen würden. Aber wann genau sind Fragen oder Kommentare noch okay und wann darf ich etwas dagegen sagen? Um das zu beantworten, ist es nötig, sich einmal den Unterschied zwischen gesunden und ungesunden Grenzen anzusehen.

Gesunde Grenzen

- **Selbstbewusstsein:** Gesunde Grenzen zu setzen, erfordert Selbstbewusstsein und die Fähigkeit, eigene Bedürfnisse zu erkennen.
- **Klare Kommunikation:** Du kannst offen und direkt kommunizieren, wenn etwas für dich nicht in Ordnung ist, ohne die Beziehung zu gefährden.
- **Respektvolle Abwehr:** Gesunde Grenzen zu ziehen, bedeutet, sich respektvoll gegen unangemessene Fragen oder Kommentare zu verteidigen, ohne jedoch aggressiv zu werden.
- **Selbstachtung:** Wenn du Grenzen setzt, zeigt das Selbstachtung und Selbstliebe. Du schützt deine eigenen Bedürfnisse.

Fehlen dir gesunde Grenzen, wird dein Handeln fremdbestimmt, da du es nach den Wünschen anderer ausrichtest.

Zunächst einmal: Was für dich (noch) okay ist, entscheidest du. Daher ist es gut, wenn du dir im Klaren bist, welche Bedürfnisse du hast und wann genau du nein sagen möchtest, um diese Bedürfnisse zu schützen. Das heißt, dass das Ziehen von gesunden Grenzen untrennbar mit deiner persönlichen Empfindung verwoben ist, ähnlich einem inneren Kompass.

Für dich ist die Grenze richtig, wenn sie dich davor schützt, ausgenutzt zu werden, dir hilft, authentisch und du selbst zu sein oder liebevoller mit dir selbst umzugehen. Dazu zählt etwa, emotionale Distanz zu schaffen zu Menschen, die ihre eigenen Interessen über deine stellen, oder klare Grenzen zu setzen bei persönlichen Fragen, die deine Privatsphäre verletzen.

Ungesunde Grenzen

- Angst vor Konflikten: Wenn die Angst vor Konflikten oder dem Verlust einer Beziehung dazu führt, dass du keine Grenzen setzt, könnten diese Konflikte und auch die Beziehung ungesund sein.
- Selbstvernachlässigung: Ignorierst du eigene Bedürfnisse, um Konfrontation zu vermeiden, deutet das auf ungesunde Grenzen hin.
- Passivität: Wenn du unangemessenen Fragen oder Kommentaren passiv gegenüberstehst, ohne deine Gefühle zu äußern, könnten deine Grenzen zu schwach sein.
- Abhängigkeit von der Meinung anderer: Ungesunde Grenzen können sich zeigen, wenn du zu stark von der Meinung anderer abhängig bist und deine eigenen Bedürfnisse vernachlässigst.

Wenn du dich häufig ausgelaugt oder frustriert fühlst, Angst hast, die »Beziehung kaputt zu machen«, sobald du für etwas einstehst, oder häufig enttäuscht bist von anderen Menschen, ist jetzt ein guter Zeitpunkt, deine Grenzen zu überprüfen und über dich hinauszuwachsen. Denn Grenzen setzen ist ein Akt der Selbstachtung.

Gesunde Grenzen zu ziehen, bedeutet nicht zwangsläufig, konfrontativ zu sein. Es geht vielmehr darum, klar und respektvoll zu kommunizieren, was für dich akzeptabel ist und was nicht. Hier sind einige Überlegungen, um den Unterschied zwischen gesunden und ungesunden Grenzen zu verdeutlichen.

Übung: Selbstreflexion und Grenzen-Check

Nimm dir ein paar Minuten Zeit, und überlege dir, welche Kommentare, Aussagen oder welches Verhalten dich in letzter Zeit besonders gekränkt haben.

- **Notizbuch verwenden:** Beginne mit einem Notizbuch oder Journal, das du für diese Übung reservierst. Dies wird dein Raum für Selbstreflexion und Fortschrittstracking sein. Eine Notiz im Handy ist aber auch vollkommen okay.
- **Notieren von Situationen:** Schreibe konkrete Situationen auf, in denen du übergriffige Kommentare oder unerwünschte Ratschläge erhalten hast. Versuche, die Situation vor deinem inneren Auge aufzurufen, und beschreibe sie so objektiv wie möglich.
- **Gefühle identifizieren:** Analysiere deine Gefühle in diesen Momenten. Identifiziere, ob du dich verletzt, überwältigt, unsicher … gefühlt hast. Notiere diese Gefühle neben den jeweiligen Situationen.
- **Bedürfnisse erkennen:** Überlege, welche Bedürfnisse oder Werte in diesen Momenten verletzt wurden. Bedürfnisse können beispielsweise Respekt, Anerkennung, Privatsphäre oder Unterstützung sein.
- **Formuliere alternative Reaktionen:** Überlege dir alternative, konstruktive Reaktionen auf diese Situationen. Wie könntest du deine Grenzen klarer kommunizieren? Welche Bitten könntest du formulieren, um deine Bedürfnisse zu schützen?

- Formuliere positive Affirmationen: Schreibe positive Affirmationen oder Selbstbekräftigungen auf, die dir helfen können, in solchen Situationen selbstbewusster und gelassener zu reagieren.
- Visualisiere positive Interaktionen, in denen du deine Grenzen erfolgreich setzt und respektvoll kommunizierst. Stelle dir vor, wie du auf unerwünschte Ratschläge oder Kommentare reagierst und dabei selbstbewusst für deine Bedürfnisse eintrittst.
- Übung in der Praxis: Wende die identifizierten alternativen Reaktionen in der Praxis an, wenn ähnliche Situationen auftreten. Beachte dabei, wie sich deine Kommunikation und deine Gefühle verändern. Lerne notfalls zunächst die Formulierungen, die sich für dich gut anfühlen, auswendig. Ideen dazu findest du weiter unten bei den Beispielen zur gewaltfreien Kommunikation.
- Regelmäßige Überprüfung: Nimm dir regelmäßig Zeit, deine Fortschritte zu überprüfen. Gehe deine Notizen durch, reflektiere über erneute Erfahrungen, und passe deine Ansätze gegebenenfalls an.

Wie setze ich gesunde Grenzen?

Gelegentlich ist eine unangenehme Frage oder unpassende Bemerkung ein unbeabsichtigter Fehler deines Gegenübers, ein kurzes Aussetzen des Gehirns. In solchen Momenten genügt es oft, einen Sinn für Humor zu haben, etwas Geduld aufzubringen oder geschickt das Gesprächsthema zu wechseln.

Auf der anderen Seite gibt es Menschen, die genau wissen, wo deine Grenzen liegen, und dennoch den Wunsch verspüren, sie zu überschreiten. Folgende Übungsbeispiele helfen dir, Formulierungen zur Abgrenzung zu finden. Versuche, dabei höflich, aber bestimmt zu bleiben und nicht in einen Verteidigungsmodus zu rutschen. Denn auch wenn du dich verletzt fühlst und am liebsten schreien würdest, ist es längerfristig besser, gewaltfrei zu kommunizieren, um Eskalation zu verhindern, konstruktive Lösungen zu finden und vor allem Stress für dich (nicht den anderen!) zu vermeiden.

Die gewaltfreie Kommunikation (GFK) wurde von Marshall B. Rosenberg entwickelt und ist ein kommunikatives Konzept, das darauf abzielt, mit anderen auf eine respektvolle und empathische Weise zu interagieren. Zu ihren wichtigsten Punkten gehören:

- **Beobachtung** (*Was* ist passiert?): Beschreibe objektiv und konkret das, was du beobachtest, ohne Bewertungen oder Interpretationen hinzuzufügen. Dies fördert eine gemeinsame Basis für das Verständnis.
- **Gefühl** (*Wie* fühlst du dich dabei?): Teile deine Gefühle offen und ehrlich mit, ohne sie mit den Handlungen anderer zu vermischen. Es geht darum, dir selbst und anderen gegenüber emotional authentisch zu sein.
- **Bedürfnis** (*Warum* fühlst du dich so?): Identifiziere die zugrunde liegenden Bedürfnisse oder Werte, die deine Gefühle beeinflussen. Das hilft, die Motivation hinter den Emotionen zu verstehen.
- **Bitte/Wunsch** (*Was* wünschst du dir, um deine Bedürfnisse zu erfüllen?): Stelle klare, positive und erreichbare Bitten auf, die auf konkreten Handlungen basieren. Formuliere deine Anliegen so, dass sie für andere umsetzbar sind.

Ein Beispiel könnte sein:

- **Beobachtung:** »Als ich gestern beim Familientreffen war und du kommentiert hast, dass ich immer noch nicht meinen vorgeburtlichen Körper zurückhabe …«
- **Gefühl:** »… fühlte ich mich verletzt und unsicher …«
- **Bedürfnis:** »… weil ich mich nach emotionaler Unterstützung sehne, anstatt für meinen Körper beurteilt zu werden.«
- **Bitte:** »Könntest du in Zukunft darauf achten, Kommentare über meinen Körper zu vermeiden? Stattdessen würde es mir helfen, wenn wir uns über meine Gefühle austauschen könnten, während ich diese neue Lebensphase durchmache.«

Gerade hast du gelesen, dass gesunde Grenzen bei ungefragten Ratschlägen, neugierigen Fragen oder unangemessenen Kommentaren sinnvoll sein können. Hier zeige ich dir jeweils einige Beispiele, wie du übergriffigen Grenzverletzungen gut begegnen kannst.

Unangemessene Ratschläge

- **Situation:** Du gibst deinem Baby das Fläschchen und Tante Emma meint: »Die Brust ist doch aber das Beste fürs Kind!«
- **Strategie »Direktes Stoppen«:** Du atmest tief durch und erinnerst dich daran, dass es allein deine Entscheidung ist, ob du stillen möchtest oder nicht, und es daher niemanden etwas angeht. Du weißt aber auch, dass eine Diskussion jetzt nichts bringen wird. Deshalb bleibst du ruhig (auch wenn du wütend bist).
- **Deine selbstbewusste Antwort:** »Wir tun das Beste für unsere Familie.«

- **Situation:** Du möchtest dein Baby stillen, dabei ist es aber unruhig, du hast Schwierigkeiten mit dem Anlegen. Deine Schwiegermutter sagt: »Gib ihm doch das Fläschchen, das haben wir früher auch so gemacht!«
- **Strategie »Positive Umdeutung«:** Du gehst innerlich in eine Haltung, die es dir möglich macht, die Perspektive der Schwiegermutter einzunehmen, und überlegst, dass sie das vermutlich sagt, um dir die »Erlaubnis« zu geben, es dir leichter zu machen. Du brauchst diese Erlaubnis nicht und musst den Rat auch nicht befolgen.
- **Deine höfliche Antwort:** »Danke für deine Sorge, ich bleibe aber vorerst beim Stillen.«

- **Situation:** Du planst, mit deinem Baby einen Spaziergang zu machen, und deine Freundin kommentiert: »Bist du sicher, dass dein Baby warm genug angezogen ist? Es ist ziemlich kalt draußen!«
- **Strategie »Humorvolle Entkräftung«:** Du weißt, dass deine Freundin dir wohlgesonnen ist, sie aber ein vorsichtiger bis ängstlicher Mensch ist und

sich aus dieser Eigenschaft heraus um das Wohlbefinden deines Babys sorgt. Du möchtest jedoch selbst die Verantwortung für die Kleidung deines Babys übernehmen.

- **Deine humorvolle Antwort:** »Oh, ich glaube, mein Baby plant gerade eine Karriere als Arktis-Entdecker. Die kleinen Füßchen sind in doppelter Wollsocken-Ausrüstung unterwegs! Spaß beiseite, ich habe wirklich darauf geachtet, dass es warm genug angezogen ist. Aber du kennst mich, wenn ich unsicher bin, werde ich dich zum offiziellen Modeberater für Babys ernennen!«

Neugierige Fragen

- **Situation:** Am Kaffeetisch mit der Verwandtschaft wirst du zu Details deiner Geburt gefragt: »Erzähl doch mal, hast du vollkommen natürlich geboren, oder hast du es dir mit einer PDA leicht gemacht?«
- **Strategie »Privatsphäre wahren«:** Du versuchst, die Neugier deiner Verwandtschaft zu verstehen, und erkennst, dass sie vielleicht einfach Interesse an deiner Geburt zeigen wollen. Du möchtest jedoch deine Privatsphäre schützen und nur das teilen, womit du dich wohlfühlst.
- **Deine unmissverständliche Antwort:** »Ich schätze euer Interesse an meiner Geburt, aber es war für mich eine persönliche Erfahrung. Mir ist es lieber, (noch) nicht zu viele Details zu teilen. Wenn ihr Fragen zu anderen Themen habt, bin ich gerne bereit, darüber zu sprechen.«

- **Situation:** Nach der Geburt deines Kindes erwähnt deine Schwägerin: »Ich habe gehört, du hattest einen Dammriss. Das passiert, wenn man nicht die richtigen Übungen macht.«
- **Strategie »Erklärende Klarheit«:** Du bist womöglich (zu Recht) verärgert, weil dieser Kommentar impliziert, dass du eine Schuld an dem Dammriss hast. Du versuchst, ruhig und informativ zu reagieren, indem du die Fakten erläuterst und betonst, dass Dammrisse nicht immer durch mangelnde Vorbereitung verhindert werden können. Die Strategie zielt darauf ab, die Situation zu klären, ohne dabei defensiv zu wirken.

- **Deine sachliche Antwort:** »Ja, es stimmt, dass es einen Dammriss gab. Ich habe jedoch die empfohlenen Übungen gemacht. Manchmal sind solche Dinge unvermeidbar und hängen von verschiedenen Faktoren ab. Ich schätze deine Sorge, aber es war Teil meiner individuellen Geburtserfahrung.«

- **Situation:** Eine flüchtige Bekannte trifft dich unterwegs und fragt dich: »So eine süße Maus, darf ich sie mal halten?« Dir selbst ist das unangenehm, du möchtest es nicht.
- **Strategie »Schieb es aufs Kind«:** Du überlegst, wie du höflich ablehnen kannst, ohne die Bekannte vor den Kopf zu stoßen. Du entscheidest dich dafür, die »Fremdelphase« deines Babys als Grund zu verwenden, um die Situation leichter zu erklären, auch wenn dein Kind noch nicht in der Fremdelphase ist (entschuldige, Baby).
- **Deine diplomatische Antwort:** »Danke für das Kompliment, aber im Moment ist meine Kleine in einer Phase, in der sie lieber bei mir bleibt. Sie ist gerade in der Fremdelphase, und ich möchte sie nicht unnötig verunsichern. Ich hoffe, du verstehst das.«

Grenzüberschreitende Kommentare

- **Situation:** Eine andere Mutter in der Kinderarztpraxis sieht dein Baby, fragt, wie alt es ist, und schaut dann besorgt. »Sie ist so klein! Sind Sie sicher, dass Sie ihr genug zu essen geben?«
- **Strategie »Barmherzigkeit«:** Versuche, mitfühlend und barmherzig zu sein, denn die unbeholfenen Fragen der Leute können ihre eigene Unsicherheit oder frühere Erfahrungen widerspiegeln. Du musst dich jedoch auch nicht versteckter Kritik an deiner Kompetenz als Mutter aussetzen und kannst die Fragen höflich, aber bestimmt zurückweisen.
- **Deine kompetente Antwort:** »Der Arzt ist mit ihrem Wachstum zufrieden, aber danke für Ihre Besorgnis.«

- **Situation:** Eine Verkäuferin im Supermarkt nennt dein Baby scherzhaft »dick« oder »pummelig«.
- **Strategie »Verteidigung«:** Dein Baby versteht vielleicht noch keine Kritik, aber solche Kommentare können dennoch wehtun – besonders dir. Du erkennst an, dass Kommentare dieser Art unsensibel sind, und wehrst dich klar dagegen, um deine Grenzen zu schützen.
- **Deine deutliche Antwort:** »Ich bitte darum, solche Kommentare zu unterlassen. Ich finde ihn perfekt, wie er ist, und solche Äußerungen sind nicht angebracht.«

Weitere Strategien können sein, je nach Gesprächspartner: Ignorieren und Thema wechseln, offen über deine Gefühle sprechen, Gelassenheit und Selbstsicherheit … alles, was sich für dich gut und authentisch anfühlt.

Ideen für Affirmationen zur Abgrenzung

Selbstwert und Individualität

- »Ich respektiere und liebe meinen Körper genau so, wie er ist.«
- »Meine Individualität ist wertvoll und einzigartig.«
- »Ich verdiene Anerkennung für die Herausforderungen, die ich als Mutter meistere.«

Grenzen setzen und kommunizieren

- »Es ist in Ordnung, klare Grenzen zu setzen und für meine Bedürfnisse einzustehen.«
- »Meine Gefühle und Bedürfnisse verdienen Respekt und Verständnis.«
- »Ich habe das Recht, meine Privatsphäre zu schützen und unerwünschte Ratschläge abzuweisen.«

Selbstvertrauen und Gelassenheit

- »Ich vertraue meinen Instinkten als Mutter.«
- »Ich lasse unangemessene Kommentare nicht an mein Selbstvertrauen heran.«
- »Mit Gelassenheit und Selbstbewusstsein begegne ich unerwünschten Ratschlägen.«

Selbstfürsorge und Akzeptanz

- »Ich nehme mir die Zeit für Selbstfürsorge und Ruhe, wenn ich es brauche.«
- »Ich akzeptiere meine Gefühle und gebe mir Raum, sie zu erleben.«
- »Selbstliebe ist ein wichtiger Bestandteil meiner Reise als Mutter.«

Positives Selbstbild

- »Ich bin stark, einfühlsam und liebevoll.«
- »Mein Körper hat Großartiges vollbracht, und ich bin stolz darauf.«
- »Ich gestalte meine Mutterrolle auf meine eigene, einzigartige Weise.«

Kapitel 9

Unterstützung finden

In diesem Kapitel erfährst du:

- welche Unterstützungsmöglichkeiten es gibt,
- wann welche davon sinnvoll sind und
- warum besonders Mütterfreundschaften so wichtig sind.

Unterstützung ja, aber wie?

Du kennst sicher das alte Sprichwort: »Es braucht ein Dorf, um ein Kind großzuziehen.« Dieses Kapitel ist dein Wegweiser, um dieses sprichwörtliche Dorf zu errichten – ein Netzwerk aus Unterstützung, das dir durch die herausfordernden, aber gleichzeitig wunderbaren ersten Wochen mit deinem Baby hilft.

Obwohl es ideal ist, dein Unterstützungsnetzwerk bereits während der Schwangerschaft aufzubauen, ist es nie zu spät, damit anzufangen. Hier zeige ich dir, wie du auch nach der Geburt effektiv Unterstützung organisieren kannst.

Du findest hier neben deinem inneren Kreis und deinem weiteren sozialen Umfeld eine systematische Übersicht über verschiedene Hilfesysteme, die auf unterschiedliche Bedürfnisse und Situationen zugeschnitten sind. Du erfährst, was diese Systeme leisten können und wer Anspruch darauf hat. Von medizinischer und psychologischer Betreuung über familiäre und gemeinnützige Hilfen bis hin zu professionellen Dienstleistungen und staatlichen Angeboten – ich decke ein breites Spektrum ab, um sicherzustellen, dass du die Unterstützung findest, die du benötigst. Im Anhang des Buchs findest du gesammelt die Kontaktdaten der jeweiligen Dienste.

Dein eigenes »Dorf« aufzubauen, ist ein entscheidender Schritt, um dich selbst zu stärken und deinem Kind den bestmöglichen Start ins Leben zu ermöglichen.

Falls du dich grundsätzlich unwohl fühlst, Hilfe anzunehmen, habe ich folgende Frage an dich: Kann es sein, dass du »Hilfe annehmen« mit »schwach sein« verwechselst? Vielleicht hast du das »innere Bild« in dir, dass es alle schaffen – nur du selbst nicht. Das geht dann mit Gedanken einher wie »Ich bin unfähig« oder »Ich muss mich nur mehr anstrengen, dann schaffe ich es«. Das ist meist nicht wahr, denn da du nicht selbst absichtlich zu den Ursachen beigetragen hast, ist es unwahrscheinlich, dass du dich selbst da wieder herausziehen kannst – egal wie sehr du es versuchst.

Vielleicht hilft es dir, darüber nachzudenken, was du einer guten Freundin raten würdest, die in der gleichen Situation steckt. Oft können wir mit anderen viel mitfühlender umgehen als mit uns selbst und ihnen raten, sich Hilfe zu suchen. Leider warten die meisten dennoch so lange, bis der Schmerz kaum noch auszuhalten ist.

Versetze dich einmal in die Lage deines Kindes, das noch nicht (so deutlich) für sich selbst sprechen kann: Würdest du dir um seines Wohlergehens willen Hilfe suchen? Hättest du dich damals gefreut, wenn deine eigene Mutter über ihren Schatten gesprungen wäre, um die familiäre Lage zu verbessern?

Egal wie alt du bist: Es ist nie zu früh oder zu spät, dir Unterstützung zu suchen!

Den ersten Schritt machen

Falls du dich fragst, ob es wirklich »so schlimm« ist, dass du Unterstützung brauchst, oder du das Gefühl hast, andere könnten die Hilfe vielleicht dringender brauchen, dann tu bitte Folgendes:
Geh zu einer entsprechenden Stelle, erzähle dort von deinen Schwierigkeiten oder Belastungen, und lass die Stelle entscheiden, ob und wie man dir helfen kann.

Der innere Kreis

Zu deinem inneren Unterstützungskreis zählen Partner, Freunde und Familie – alle, die dir emotionale, aber auch lebenspraktische Unterstützung bieten können, auch indem sie weitere Hilfestellen abtelefonieren.

Wie du um Unterstützung bittest, haben wir bereits in anderen Kapiteln ausführlich besprochen. Die wichtigsten Punkte waren: Hilfe annehmen, konkret Bedürfnisse und das dafür Benötigte kommunizieren (»Kannst du bitte am Montag vorbeikommen und mit statt eines Geschenks für das Baby eine vorgekochte Mahlzeit mitbringen?«).

Sprich Zeichen ab, an denen dein innerer Kreis erkennen kann, dass du Hilfe brauchst, und lege fest, was dann getan werden muss.

Übung: Hilfsbedarf kommunizieren

- **Entwicklung eines Hilfe-Codes:** Überlege dir ein einfaches Zeichen oder Codewort, das du deinem inneren Kreis mitteilst und das signalisiert, dass du Hilfe benötigst. Dies könnte ein bestimmtes Emoji in einer Nachricht sein oder ein einfaches Stichwort am Telefon.
- **Konkrete Handlungsanweisungen:** Lege genau fest, was getan werden soll, wenn du das Zeichen gibst. Zum Beispiel: »Wenn ich ›Pause‹ sage, bedeutet das, dass ich eine Stunde für mich allein brauche.«
- **Beispiel für Hilfsgesuche:** »Wenn ich dir eine Nachricht mit einem blauen Herz schicke, bedeutet das, dass ich dringend jemanden brauche, der mit dem Baby spazieren geht, damit ich etwas Ruhe habe.«
- **Rufbereitschaft kommunizieren:** Informiere deinen inneren Kreis, dass es Zeiten geben kann, in denen du kurzfristig Hilfe benötigst, und bitte sie, in solchen Fällen bereit zu sein.

Austausch mit anderen Müttern

Viele Mütter profitieren in ihrem weiteren sozialen Umfeld von Müttertreffs. Was macht Freundschaften unter Müttern so wertvoll?

- **Emotionale Unterstützung:** Mütterfreundinnen befinden sich in der gleichen Lebensphase wie du und können sich daher mit den einzigartigen und neuen Herausforderungen, denen du gegenüberstehst, identifizieren

Ideen, um Mütterfreundinnen zu finden

- Müttergruppen beitreten – analog und virtuell: Lokale Müttergruppen bieten die Chance, sich mit Gleichgesinnten zu vernetzen. Diese Gruppen organisieren oft Events, Unterstützungsgruppen und Bildungsangebote rund um die Babybetreuung.
- Mutter-Kind-Kurse besuchen: Von Baby-Yoga bis zu Musikstunden für Babys, aber auch der Rückbildungskurs – solche Angebote bieten Gelegenheiten, sich mit anderen Müttern auszutauschen und gleichzeitig die Bindung zum eigenen Kind zu stärken.
- Eigeninitiative zeigen: Wenn du eine Mutter triffst, die dir sympathisch ist, zögere nicht, sie anzusprechen und dich mit ihr zu verabreden. Vermutlich ist sie dankbar für deine Initiative.
- Kontakte aus dem Geburtsvorbereitungskurs aktivieren: Wenn du während des Geburtsvorbereitungskurses andere werdende Mütter getroffen hast, kann dies eine gute Gelegenheit sein, diese Kontakte wieder aufzugreifen. Eine Nachricht zu senden, um zu sehen, wie es den anderen geht und ob Interesse an einem Austausch besteht, kann der erste Schritt sein.
- Verbindungen aus dem Krankenhaus nutzen: Falls du dort andere Mütter kennengelernt hast, könntest du versuchen, diese Kontakte zu vertiefen. Oft entstehen in der gemeinsamen Zeit im Krankenhaus erste Bindungen, die sich weiterentwickeln lassen.
- Mutter-Kind-Kurse online buchen: Viele Kurse, die normalerweise persönlich stattfinden, bieten mittlerweile auch Online-Optionen an. Dies kann eine gute Möglichkeit sein, sich mit anderen Müttern zu verbinden, ohne das Haus verlassen zu müssen.
- Soziale Medien nutzen: Suche auf Plattformen wie Instagram oder Facebook nach lokalen Müttergruppen oder Online-Communitys. Hier kannst du dich mit anderen Müttern austauschen und eventuell virtuelle Treffen organisieren.

(oftmals besser als Partner oder Elternteile). Sie können neue Perspektiven und Problemlösestrategien bieten, aber auch Verständnis haben und eine Schulter zum Anlehnen sein.

- **Soziale Interaktion:** Das Muttersein kann einsame Momente bringen, egal ob du in Elternzeit oder Hausfrau bist oder dich einfach an die Anforderungen der neuen Elternschaft anpassen musst. Freunde können Erwach-

Übung: Dein Hilfsnetzwerk

Wer gehört zu deinem Hilfsnetzwerk? Notiere dir alle wichtigen Nummern auf einem Extrapapier, um sie für den Notfall parat zu haben.

- **Die neue Familie**
- **Der innere Kreis**
  Beispiele: kümmert sich, erkennt meine Bedürfnisse, hat direkt Zugang zu mir, achtet auf emotionale Veränderungen, ist in Notfällen verfügbar
- **In Reichweite**
  Wen kann ich anrufen, wenn ich überfordert bin, eine Pause, Ermutigung oder Beratung brauche (in nicht dringenden Fällen)?
- **Fachpersonen**
  Beispiele: Hebammen, Kinderärztin, behandelnde Ärztin, Doula, Stillberaterin, Psychotherapeutin
- **Soziales Umfeld**
  Etabliertes soziales System, bietet Fürsorge, ohne sofortige Gegenleistung zu verlangen. Beispiele: Freunde, Kollegen, Organisationen/Selbsthilfegruppen
- **Community**
  Öffentliche Angebote mit wenig/gar keinen Kosten. Beispiele: örtliche Elterngruppen, Unterstützung beim Stillen (La Leche Liga), bereichernde Aktivitäten und Kurse

senengespräche und soziale Möglichkeiten bieten, die bei Überforderungsgefühlen oder Monotonie helfen können.

- **Selbstfürsorge:** Die Zeit für Interaktionen, die deine Individualität und Identität bestätigen (denn alle stehen vor ähnlichen Herausforderungen), ist hilfreich, um deine Selbstfürsorge und dein geistiges Wohlbefinden aufrechtzuerhalten. Du fühlst dich oft verbunden und weniger allein.
- **Logistik:** Nicht zu vergessen: Fast jede junge Mutter hat einen ähnlichen Rhythmus. Das Baby ist früh wach, und man hat vormittags Zeit – dann, wenn deine Freundinnen ohne Kinder oft berufstätig sind.

Mütterfreundschaften aktiv zu suchen und aufrechtzuerhalten, ist sehr lohnenswert. Auch wenn sich das Konzept Mütterfreundschaften womöglich eher nach »Zweckgemeinschaft« anhört, kann daraus trotzdem eine lange Freundschaft erwachsen. Zeitgleich muss dies nicht der Anspruch sein. Es ist auch okay, wenn es sich um eine Freundschaft für eine bestimmte Lebensphase handelt. Eine Sonderform der Müttergruppe, die Selbsthilfegruppe für bestimmte Themen rund um die Geburt, stelle ich dir weiter unten vor.

Fachpersonen

Hiermit sind insbesondere Hebammen und Ärzte gemeint, denn zusätzlich zur regelmäßigen Nachsorge sind sie deine Ansprechpartner in allen medizinischen Belangen. Falls du aktuell in Behandlung bist, gilt das natürlich auch für deinen Psychotherapeuten. Neben dem Hausarzt, dem Gynäkologen und dem Kinderarzt kannst du dich an jeden anderen deiner behandelnden Ärzte oder Psychotherapeuten im Notfall wenden.

Ärzte können auch Partner, Freunde oder Verwandte krankschreiben, falls du eine sofortige Entlastung benötigst. Krankschreibungen von in der Praxis bekannten Patienten sind kurzfristig auch telefonisch möglich.

Falls du das Bett noch nicht verlassen kannst: Manche Ärzte (und auch Psychotherapeuten) arbeiten aufsuchend, sie kommen also zu dir nach Hause.

Hier lohnt sich ein Nachfragen. Den Kassenärztlichen Bereitschaftsdienst erreichst du rund um die Uhr.

Hebammen

Deine Hebamme begleitet dich ungefähr bis zur zwölften Lebenswoche deines Kindes. Bis zum elften Tag nach der Geburt hast du Anspruch auf ein bis maximal zwei Besuche täglich.

Ab dem elften Lebenstag des Babys übernimmt die Krankenkasse die Kosten für weitere sechzehn Hebammenbesuche, allerdings nicht mehr täglich. In Ausnahmefällen darf deine Hebamme länger betreuen, wozu allerdings eine ärztliche Verordnung oder ein ärztliches Attest erforderlich ist. Aber es ist möglich! Am besten kümmerst du dich frühzeitig darum.

Familienhebammen

Neben den Hebammen gibt es noch Familienhebammen, die zum Netzwerk Frühe Hilfen gehören. Das Netzwerk stelle ich dir unten im Abschnitt zu den professionellen Diensten vor. Familienhebammen sind staatlich examinierte Hebammen mit einer Zusatzqualifikation. Sie können dich bereits während der Schwangerschaft bis zum ersten Lebensjahr des Kindes besuchen.

Familienhebammen kommen nach Hause und unterstützen und beraten dich in allen Belangen rund um dein Baby, begleiten aber auch bei Arzt- oder Behördengängen.

Als Fachfrauen sind sie in psychosozialen Aspekten geschult und können etwa eine postpartale Depression frühzeitig erkennen. Sie kommen immer dann zum Einsatz, wenn »ein über die Regelversorgung der Hebammenhilfe hinausgehender Bedarf an Unterstützung festgestellt oder von den Eltern geäußert wird«.

Familienkinderkrankenschwestern

Auch Familienkrankenschwestern kommen regelmäßig zu dir nach Hause, um dich und dein Kind im Alltag zu unterstützen. Du hast Anspruch auf diese Fachkraft, wenn dein Kind chronisch krank, zu früh geboren oder ein Schreibaby ist. Dennoch hat eine Familienkrankenschwester, ähnlich wie die Familienhebamme, zusätzlich dich und deine Belastungen im Blick. Auch sie findest du über die Frühen Hilfen.

Weitere Ansprechpartner können Stillberaterinnen oder Doulas sein. Sie bieten ebenfalls Unterstützung und wertvolle Tipps.

Psychologische Unterstützung

Bei Anzeichen von postpartaler Depression oder Angstzuständen ist es entscheidend, professionelle psychologische Hilfe in Anspruch zu nehmen. Dieser Hilfe habe ich Kapitel 10 gewidmet. Schau dazu bitte auch in den Anhang unter »Notfälle«.

Gemeinschaftliche und soziale Unterstützung

Hier sind in erster Linie Selbsthilfegruppen und Beratungsstellen zu nennen. Beide bieten niedrigschwellige, kostenlose Unterstützung.

Selbsthilfegruppen für Mütter

Das sind organisierte Gruppen, in denen Mütter zusammenkommen, um Erfahrungen, Herausforderungen und Informationen rund um das Muttersein auszutauschen. Diese Gruppen bieten eine Plattform für gegenseitige Unterstützung, Beratung und manchmal auch Bildung. Sie sind besonders wertvoll für Mütter, die nach der Geburt Unterstützung suchen, sei es bei der Bewältigung von postpartalen Erkrankungen, Erziehungsfragen oder einfach beim Umgang mit den alltäglichen Herausforderungen des Elternseins. Viele

Angebote gibt es mittlerweile auch als Online-Veranstaltung, sodass sich die Teilnahme leichter mit Kinderbetreuung oder großen Entfernungen zur nächsten Stadt vereinbaren lässt.

Andere Gruppen bieten einen Raum für Austausch und Unterstützung in verschiedenen Aspekten des Mutterseins, nicht nur bei psychischen Erkrankungen. Sie können Themen wie Erziehung, Work-Life-Balance, Schlaflosigkeit, Schreibabys, körperliche Erholung nach der Geburt und den Aufbau eines sozialen Netzwerks für junge Mütter abdecken. Solche Gruppen sind oft lokal organisiert, du kannst sie über kommunale Familienzentren, Kirchengemeinden oder Online-Plattformen finden. Sie bieten eine wertvolle Ressource für Mütter, um Erfahrungen zu teilen, Rat zu erhalten, neue Bekanntschaften zu schließen und sich ein Netzwerk aufzubauen.

Noch niedrigschwelliger sind Müttergruppen und Treffen, die dem Austausch dienen, sei es in lokalen Gruppen oder online. Viele Gemeinden bieten Treffen für junge Eltern (Eltern-Kind-Gruppen) an, die nicht nur soziale Interaktion ermöglichen, sondern auch Bildungsressourcen bereitstellen (Erste-Hilfe-Kurse, Zugang zu weiteren Unterstützungsangeboten).

Ehrenamtliche Unterstützung

Eine zusätzliche Unterstützungsmöglichkeit bietet die Hilfe durch Ehrenamtliche. Es gibt zahlreiche Projekte, bei denen es sich lohnt zu schauen, ob sie dich unterstützen können. Nahezu alle ehrenamtlichen Helfer bekommen durch den Träger Schulungen und sind vertrauenswürdige Menschen. Auch diese Angebote sind kostenfrei. Einige davon findest du im Anhang.

Professionelle und institutionelle Dienste

Nationales Zentrum Frühe Hilfen

Im Gegensatz zu ehrenamtlichen Diensten arbeiten bei professionellen und institutionellen Diensten Fachkräfte aus der Kinder- und Jugendhilfe und dem

Gesundheitswesen. Zu den bedeutendsten Institutionen zählen das Jugendamt sowie das Nationale Zentrum Frühe Hilfen (NZFH).

Frühe Hilfen ist ein Unterstützungsprogramm, das sich an Eltern ab der Schwangerschaft und Familien mit Kindern bis zu drei Jahren richtet. Ziel ist es, eine gesunde Entwicklung und ein gewaltfreies Aufwachsen für jedes Kind zu ermöglichen. Die Angebote sind niedrigschwellig und diskriminierungsfrei, besonders ausgerichtet auf Familien in belasteten Lebenslagen wie bei Armut, psychischen Erkrankungen, Migrationshintergrund oder hohen Stressbelastungen.

Die Fachkräfte der Frühen Hilfen bieten Beratung und Begleitung, um die Beziehungs- und Versorgungskompetenz der Eltern zu stärken. Diese Angebote umfassen verschiedene Bereiche wie Kinder- und Jugendhilfe, Gesundheitswesen, Frühförderung und Schwangerschaftsberatung. Sie sind in lokalen Netzwerken organisiert und arbeiten eng zusammen, um eine fachliche Abstimmung zu gewährleisten.

Jugendamt

Auch das Jugendamt bietet Unterstützung – zum einen ganz konkret durch Erziehungs- und Familienberatungen oder zum anderen durch die Funktion als »Spinne im Netz«, die mit vielen Einrichtungen und Hilfssystemen kooperiert. Die Erziehungs- und Familienberatungen des Jugendamtes sind wertvolle Anlaufstellen für Eltern und Familien, die Unterstützung und Beratung in Erziehungsfragen oder bei familiären Herausforderungen suchen.

Diese Beratungsangebote sind darauf ausgerichtet, Familien zu stärken und ihnen praktische Hilfestellungen für den Alltag zu bieten. Sie sind besonders hilfreich in Situationen, in denen Eltern sich unsicher fühlen oder Schwierigkeiten im Umgang mit ihren Kindern haben, aber auch bei Paar- und Trennungskonflikten.

Die Schwierigkeit: Leider hat das Jugendamt oft ein Image-Problem. Viele Mütter und Familien meiden den Kontakt, da sie Angst haben, dass das Jugendamt eingreift und das Kind »wegnimmt« oder sie vom Fachpersonal als »inkompetent« wahrgenommen werden könnten. Dem ist nicht so. Ein Kind

Frühe Hilfen: Das können sie für dich tun

Die Frühen Hilfen bieten präventive Maßnahmen, die bereits ab der Schwangerschaft beginnen. Sie reichen von Lotsendiensten und alltagspraktischer Unterstützung bis hin zu spezifischen Programmen zur Förderung der Eltern-Kind-Bindung. Ziel ist es, das Präventionsdilemma zu überwinden und Familien einfache Zugänge zu Hilfsangeboten zu vermitteln. Dadurch sollen insbesondere Familien mit geringen Ressourcen erreicht und unterstützt werden. Einige ihrer Angebote wie die Familienhebammen und die Familienkrankenschwestern habe ich dir bereits vorgestellt. Es gibt aber noch weitere:

- Eltern-Treffs: Hier kannst du andere Eltern treffen, Erfahrungen austauschen und wertvolle Kontakte knüpfen. Diese Treffs bieten oft auch thematische Workshops und Diskussionsrunden.
- Willkommensbesuche: Nach der Geburt deines Kindes kannst du einen Willkommensbesuch erhalten, bei dem du Informationen und Unterstützung rund um die Elternschaft bekommst.
- Beratung in Familien- und Erziehungsberatungen: Diese Beratungsstellen bieten professionelle Unterstützung bei Fragen zur Erziehung, Entwicklung des Kindes und bei familiären Herausforderungen.
- Offene Sprechstunden in Familienzentren: Hier kannst du ohne vorherige Anmeldung Fragen stellen und Unterstützung zu verschiedenen Themen erhalten, von der Kinderbetreuung bis hin zur Elternbildung.

Kurzum: Du kannst deine Postleitzahl eingeben und findest direkt alle Angebote in deiner Nähe. Scheue dich also nicht, es dir zumindest anzuschauen und dir deinen Ansprechpartner für Notfälle zu notieren.

von seiner Familie zu trennen, ist immer das letzte Mittel und wird nur in extremen Fällen ergriffen, in denen das Wohl des Kindes ernsthaft gefährdet ist.

Mach dir klar, dass die Erziehungs- und Familienberatung des Jugendamtes primär darauf abzielt, Familien zu unterstützen und zu stärken, nicht sie auseinanderzureißen. Wenn du diese Beratungsdienste in Anspruch nimmst, ist das ein Zeichen von Verantwortungsbewusstsein und für den Wunsch, das Beste für die Kinder und die Familie zu erreichen.

Die Beratung durch das Jugendamt ist vertraulich und zielt darauf ab, Lösungen zu finden, die im besten Interesse der Kinder und der Familie liegen.

Es gibt noch weitere Angebote des Jugendamtes, jedoch sind einige bundeslandspezifisch. Informiere dich daher am besten direkt bei deinem regional zuständigen Jugendamt.

Die aufsuchende Elternhilfe beispielsweise ist bis zu fünf Monate nach der Geburt möglich. Hier kommen erfahrene Sozialpädagogen oder Sozialarbeiter zu dir nach Hause, helfen im Behördendschungel und bei allen lebenspraktischen Themen oder begleiten dich zum Arzt. Insbesondere, wenn Familie oder Freunde nicht oder nur wenig unterstützen können.

Das Bundesland Berlin bietet einen Ersthausbesuch des Kinder- und Jugendgesundheitsdiensts an, bei dem du ebenfalls von Sozialarbeitern oder Sozialpädagogen fachkundig zu allen Belangen rund um dein Baby beraten wirst, wie Säuglingspflege oder Stillen. Aber vor allem bekommst du Hilfs- und Unterstützungsangebote in der Nähe genannt, denn, wie gesagt, das Jugendamt kooperiert mit vielen Einrichtungen und ist sehr gut vernetzt.

Krankenkasse

Deine Krankenkasse unterstützt dich ebenfalls. Bei gesundheitlichen Beschwerden nach der Entbindung, wie sie beispielsweise nach einem Kaiserschnitt, einer Mehrlingsgeburt oder einer Frühgeburt auftreten können, besteht die Möglichkeit, eine Kostenübernahme für eine Haushaltshilfe zu beantragen.

Für einen erfolgreichen Antrag ist eine ärztliche Bescheinigung erforderlich, die darlegt, warum und in welchem Umfang die Hilfe benötigt wird. Eine wichtige Voraussetzung für die Genehmigung ist, dass weder die Mutter noch eine andere im Haushalt lebende Person in der Lage ist, den Haushalt weiterzuführen. Versicherte, die aufgrund von Schwangerschaft oder Entbindung eine Haushaltshilfe benötigen, sind zudem von der Zuzahlung befreit.

Die Unterstützung durch die Krankenkassen ist in der Praxis oft mit Herausforderungen verbunden. Die Reaktionen der Krankenkassen auf Anträge variieren erheblich, und nicht selten werden Antworten verzögert oder Leistungen zunächst abgelehnt, um Kosten zu sparen. Diese Praxis kann für dich als Antragstellende frustrierend sein, insbesondere in der ohnehin schon anspruchsvollen Lebensphase nach der Geburt deines Kindes.

Daher empfiehlt es sich, dass du dich im Vorfeld genau informierst und dich gegebenenfalls bei mehreren Krankenkassen nach den Bedingungen und Erfahrungen anderer Versicherter erkundigst. In manchen Fällen kann es auch hilfreich sein, sich bei Ablehnungen nicht entmutigen zu lassen und gegebenenfalls Widerspruch einzulegen, um die benötigte Unterstützung zu erhalten. Natürlich musst du immer genau abwägen, wie viel Energie du darauf verwenden kannst.

Schreiambulanzen

Bei exzessivem Schreien gibt es »Schreiambulanzen«. Das sind spezialisierte Einrichtungen, die sich der Unterstützung von Eltern und ihren Babys widmen, wenn ihr mit anhaltendem und intensivem Schreien des Babys konfrontiert seid. Hier arbeiten Experten wie Kinderärzte, Psychologen und speziell geschulte Pflegekräfte, die sich darauf spezialisiert haben, die Ursachen für das exzessive Schreien eines Babys zu ergründen und entsprechende Lösungsansätze zu bieten.

Es gibt also extra Ambulanzen, die erkennen, wie enorm belastend anhaltendes Schreien für Baby und Eltern sein kann. Folgen können Erschöpfung und Gefühle der Unzulänglichkeit sein, in manchen Fällen werden postpartale psychische Probleme verstärkt.

Was ist ein Schreibaby?

Hierzu existiert eine Faustregel, die 3x3-Wessel-Regel. Ein Baby gilt als Schreibaby, wenn es mehr als drei Stunden pro Tag, an mehr als drei Tagen pro Woche und das über mehr als drei Wochen hinweg schreit. Hält man sich an diese Definition, sind ca. 13 Prozent aller Kinder davon betroffen. Allerdings gilt: Wenn dich eine geringere Schreidauer belastet, kannst du dich natürlich auch bei einer Schreiambulanz vorstellen.

Die Unterstützung in einer Schreiambulanz beginnt in der Regel mit einer umfassenden Untersuchung des Babys, um medizinische Ursachen für das Schreien auszuschließen oder zu behandeln. Anschließend erfolgt eine psychologische und/oder psychiatrische Diagnostik, um mit den Eltern gemeinsam an einer Lösung zu arbeiten.

Darüber hinaus bieten Schreiambulanzen auch psychologische Unterstützung für die Mütter. Sie helfen dabei, mit dem Stress und den Herausforderungen umzugehen, die das anhaltende Schreien des Babys mit sich bringt. Das kann Gesprächstherapien, Entspannungstechniken und manchmal auch die Vermittlung zu weiterführenden therapeutischen Diensten beinhalten.

Mutter-(Kind-)Kuren

Mutter-Kind-Kuren, Vater-Kind-Kuren und Mutterkuren (ohne Kind) sind spezielle Rehabilitationsmaßnahmen, die darauf abzielen, Müttern und ihren Kindern eine Auszeit vom Alltag zu bieten (meist 21 Tage) und sie bei der Bewältigung verschiedener gesundheitlicher und psychosozialer Herausforderungen zu unterstützen. Diese Kuren sind besonders wertvoll für Mütter, die sich durch die Anforderungen der Kindererziehung, Haushaltsführung und oft auch beruflichen Verpflichtungen überlastet fühlen.

Mutter-Kind-Kuren / Vater-Kind-Kuren sind darauf ausgelegt, sowohl die Bedürfnisse der Mutter als auch die des Kindes zu berücksichtigen. In einem therapeutischen Umfeld erhalten Mütter die Möglichkeit, sich auf ihre Gesundheit und ihr Wohlbefinden zu konzentrieren, während gleichzeitig auch die Kinder betreut und gefördert werden. Diese Kuren bieten ein breites Spektrum an Behandlungen und Aktivitäten, darunter medizinische Betreuung, psychologische Beratung, Physiotherapie, Ernährungsberatung sowie Entspannungs- und Bewegungstherapien.

Mutterkuren hingegen sind speziell für Mütter konzipiert, die eine Pause vom Familienalltag benötigen und sich auf ihre eigene Gesundheit konzentrieren möchten. Diese Kuren bieten ähnliche Therapie- und Beratungsangebote wie die Mutter-Kind-Kuren, allerdings ohne die Anwesenheit der Kinder. Sie ermöglichen es Müttern, sich voll und ganz auf ihre Erholung zu konzentrieren und Strategien zu entwickeln, um mit den Belastungen des Alltags besser umgehen zu können.

Eine reine Mutter- oder Mutter-Kind-Kur kann dir zumindest für einige Wochen Luft verschaffen, um durchzuatmen und in Ruhe weitere Schritte zu planen.

Lass dich dazu gerne beraten, Adressen findest du im Anhang (unter Beratungsstellen).

Andere Länder, andere Vorbilder?

In manchen Gesellschaften müssen Müttter die anstehenden Herausforderungen grundsätzlich nicht allein bewältigen, sondern können sich auf ein gut ausgebautes Netzwerk verlassen. Übrigens noch ein Beweis, dass du das nicht alles allein schaffen kannst!

- In Südkorea ziehen sich Frauen für etwa einen Monat zurück, oft unterstützt durch Familienmitglieder oder professionelle Pflegekräfte. Die *Postpartum Nannys* sind staatlich subventioniert und in den ersten Wochen von acht Stunden bis rund um die Uhr bei den Familien. Es gibt spezialisierte Einrichtungen, die Mahlzeiten, medizinische Überwachung, Babypflege und Erholungstherapien anbieten. Diese Zentren sind jedoch kostenintensiv und nicht für alle zugänglich.
- Die Niederlande haben ein einzigartiges System der postnatalen Pflege, bekannt als *Kraamzorg*. Dabei handelt es sich um eine bezahlte Dienstleistung, bei der eine speziell ausgebildete Pflegekraft die Familie in den ersten Tagen nach der Geburt zu Hause unterstützt. Sie bietet Pflege für Mutter und Baby, Unterstützung beim Stillen, Überwachung der Gesundheit von Mutter und Kind sowie Hilfe im Haushalt.
- In Neuseeland bietet die *Royal New Zealand Plunket Society* Dienstleistungen für Kinder im Alter von null bis fünf Jahren und ihre Familien an, vor allem aber während der ersten tausend Tagen des Kindes. Speziell ausgebildete *Plunket Nurses* bieten Hausbesuche an, um die Gesundheit und das Wohlbefinden des Babys und der Mutter zu überwachen. Sie beraten in Bereichen wie Stillen, Ernährung, Schlaf, Kindesentwicklung und Sicherheit.

Kapitel 10

Therapeutische Hilfe

In diesem Kapitel erfährst du:

- welche Therapieformen, Möglichkeiten und Verfahren es gibt,
- wann genau du professionelle Unterstützung brauchst (und es nicht von allein besser wird) und
- was du tun kannst, wenn du eine psychische Vorerkrankung hast.

Muss es immer eine Therapie sein?

Wichtig ist, dass du dir Hilfe suchst, wenn du sie brauchst. Auf diesen Schritt kannst du stolz sein! Einen Fahrplan mit Anlaufstellen und Telefonnummern, wie du ganz konkret vorgehst, um einen Therapieplatz zu erhalten, habe ich dir im Anhang zusammengestellt.

Zu einer Therapie gibt es viele Alternativen, von denen ich dir gleich einige nennen werde. Am besten fragst du dich erst einmal, was du konkret brauchst. Geht es um eine Symptomatik? Oder eher um konkrete Unterstützung? Einen Leitfaden, was es an therapeutischen Optionen gibt, findest du hier.

Checkliste: Therapie ja oder nein?

- ☐ Eine Fachperson (oder dir nahestehende Person) rät dir, therapeutische Hilfe zu suchen.
- ☐ Die Schwierigkeiten dauern schon etwas länger an und werden nicht besser.
- ☐ Du hast Gedanken, dir oder deinem Kind etwas anzutun.
- ☐ Du ziehst dich immer weiter zurück und/oder hast kaum mehr Hoffnung auf Besserung, reduzierst deine zwischenmenschlichen Kontakte.
- ☐ Deine bisherigen Lösungsversuche sind gescheitert, du hast das Gefühl, es nicht mehr allein zu schaffen.
- ☐ Du weißt nicht, was du tun sollst, und hast vielleicht das Gefühl, mit keinem darüber reden zu können.
- ☐ Dein Alltag und/oder Handlungsspielraum ist durch die Symptome eingeschränkt.
- ☐ Deine Leistungsfähigkeit und Konzentration haben abgenommen.
- ☐ Du befindest dich in einer schwierigen Lebenssituation oder akuten Krise.

Zurück zur Eingangsfrage: Muss es immer Therapie sein? Nein, natürlich nicht. In den vorherigen Kapiteln hast du viel darüber gelesen, wie viel Anpassung der Start in die Mutterrolle erfordert und wie sehr diese dich verändern kann. Aber auch, dass deine Psyche in den meisten Fällen diese Anpassung gut schafft. Dennoch ist es wichtig zu erkennen, wann es eine Therapie sein sollte.

Psychotherapeutische Unterstützung

Benötigst du als Mutter im Wochenbett psychotherapeutische Unterstützung, kann diese je nach Bedarf und der Schwere deiner psychischen Belastung unterschiedlich gestaltet werden. Es gibt verschiedene Behandlungsoptionen, die ein Spektrum von intensiver, stationärer Betreuung bis hin zu weniger intensiven, unterstützenden Maßnahmen abdecken. Die Grafik veranschaulicht diese verschiedenen Optionen entlang eines Pfeils, der die »Eskalationsstufen« der benötigten psychischen Unterstützung darstellt.

- Vollstationäre Behandlung (Klinikaufenthalt)
- Teilstationäre Behandlung (Tagesklinik, du gehst abends nach Hause)
- Stationsäquivalente Behandlung (die Klinik kommt zu dir)
- Ambulante Psychotherapie (üblicherweise einmal die Woche, aber auch zwei- bis dreimal die Woche möglich)
- Psychologische Beratung
- Allgemeine Beratung
- Selbsthilfegruppen

Am oberen Ende des Pfeils befindet sich die *vollstationäre Behandlung*, bei der ein Klinikaufenthalt notwendig ist. Das ist oft die intensivste Form der Unterstützung. Etwas weniger intensiv ist die *teilstationäre Behandlung* in einer Tagesklinik, da kannst du abends nach Hause gehen. Eine innovative Option ist *die stationsäquivalente Behandlung*, bei der die Klinik quasi zu dir nach Hause kommt und dort Unterstützung bietet.

In der Mitte findest du die *ambulante Psychotherapie*, die in der Regel einmal wöchentlich stattfindet, aber auch häufiger möglich ist. Noch weniger intensiv, aber immer noch sehr unterstützend sind *psychologische Beratungen* und *allgemeine Beratungsangebote*. Sie sind leichter zu erreichen als ambulante oder (teil-)stationäre Behandlungen und dienen primär einer ersten Einschätzung. Am unteren Ende des Spektrums stehen *Selbsthilfegruppen*, die einen Raum für Austausch und gegenseitige Unterstützung bieten. Ich habe sie dir in Kapitel 9 bereits vorgestellt.

Diese verschiedenen Behandlungsoptionen ermöglichen es dir, die für dich passende Unterstützung zu finden, die deinen individuellen Bedürfnissen und deiner spezifischen Situation entspricht. In den folgenden Abschnitten beschreibe ich dir deine Optionen detaillierter, um einen tieferen Einblick in jede Behandlungsform zu geben.

Vollstationäre Behandlung

Bei einer vollstationären Behandlung wirst du rund um die Uhr in einer Klinik betreut. Diese Form ist für schwere psychische Erkrankungen gedacht, bei denen eine intensive medizinische und therapeutische Betreuung notwendig ist. Vollstationäre Behandlungen bieten ein umfassendes Therapieprogramm, das medizinische Versorgung, Psychotherapie, Gruppentherapie und weitere unterstützende Maßnahmen umfassen kann.

Die Aufnahme erfolgt entweder in Allgemeinpsychiatrien (ohne Kind) oder auf spezialisierten Mutter-Kind-Stationen. Hier kannst du zusammen mit deinem Neugeborenen aufgenommen werden. Das hat viele Vorteile: Es ermöglicht eine kontinuierliche Bindungsförderung zwischen dir und deinem Kind, während du die notwendige psychische Behandlung erhältst. Deine Identität als Mutter wird gestärkt, und du bekommst Unterstützung bei der alltäglichen Versorgung deines Kindes, was dein Selbstvertrauen und deine Kompetenz fördert. Auch die Vater-Kind-Interaktion kann in die Therapie einbezogen werden, denn als Familie seid ihr ein dynamisches Gefüge. Allerdings gibt es nur wenige Plätze.

Teilstationäre Behandlung (Tagesklinik)

Bei der teilstationären Behandlung verbringst du den Tag in der Klinik, kehrst aber abends nach Hause zurück. Die Therapieangebote sind ähnlich wie bei der vollstationären Behandlung.

Diese Option eignet sich für dich, wenn du eine intensive Behandlung benötigst, aber stabil genug bist, um einen Teil des Tages zu Hause zu verbringen. Die Behandlung findet entweder mit oder ohne Kind statt. In einigen Mutter-Kind-Kliniken gibt es spezielle Tagesklinikprogramme, die darauf abzielen, die Mutter in ihrer Rolle zu stärken und gleichzeitig die psychische Gesundheit zu fördern. Ganz neu ist das Konzept der Familientageskliniken, die die Möglichkeit bieten, neben dem Kind beide Eltern mit aufzunehmen. Allerdings setzt dies eine Erkrankung beim Kind, nicht beim Elternteil voraus.

Stationsäquivalente Behandlung

Die stationsäquivalente Behandlung ist eine relativ neue Form der Behandlung, bei der therapeutische Maßnahmen zu Hause stattfinden. Diese Option ist für Mütter gedacht, die Unterstützung benötigen, aber nicht unbedingt eine stationäre oder teilstationäre Behandlung brauchen oder möchten.

Dabei kommen multiprofessionelle Fachkräfte für therapeutische Sitzungen in dein Zuhause, was die Flexibilität erhöht und es dir ermöglicht, in deiner gewohnten Umgebung zu bleiben. Diese Form der Behandlung kann besonders vorteilhaft sein, wenn die Anwesenheit im häuslichen Umfeld für dich und das Kind von großer Bedeutung ist.

Ambulante Behandlung

Das ist die klassische Psychotherapie. Mit dieser Form der Behandlung sind regelmäßige Termine und therapeutische Gespräche bei einem Psychotherapeuten oder Psychiater gemeint. Ambulante Behandlungen sind geeignet, wenn dein Zustand stabil ist und du ein unterstützendes Umfeld zu Hause hast. Sie ermöglichen es dir, weiterhin für dein Kind zu sorgen, während du gleichzeitig professionelle Hilfe erhältst.

Wann geht es noch ambulant, wann (teil-)stationär?

Ob du als Mutter im Wochenbett eine ambulante oder stationäre Behandlung bekommst, hängt von verschiedenen Faktoren ab.

Ambulante Behandlung

Eine ambulante Behandlung eignet sich besonders für Mütter, die als stabil eingestuft werden können und über ein unterstützendes soziales Umfeld verfügen. Das ermöglicht es dir, an Therapiesitzungen teilzunehmen, ohne dein Kind für längere Zeit verlassen zu müssen. Der kontinuierliche Kontakt zwischen dir und deinem Kind bleibt erhalten, was sowohl positive als auch negative Auswirkungen haben kann. Ambulante Therapie bietet den Vorteil einer längerfristigen therapeutischen Bearbeitung, die über kurze Interventionen hinausgeht. Ambulante Gruppentherapien, obwohl selten angeboten, werden oft als sehr entlastend empfunden, da sie Austausch und Offenheit ermöglichen. Ein Nachteil der ambulanten Behandlung sind jedoch die langen Wartezeiten und die allgemeine Unterversorgung in diesem Bereich.

Stationäre Behandlung

Stationäre Behandlung wird meist in schwereren Fällen oder bei akuten Krisen empfohlen, beispielsweise wenn du dein Kind nicht mehr

betreuen kannst. Grundsätzlich sollte eine Trennung von Mutter und Kind vermieden werden, es sei denn, es besteht ein Risiko für Suizid oder Infantizid.
Die Vorteile einer stationären Behandlung liegen in der schnellen, intensiven und vielschichtigen Betreuung. Diese umfasst Einzel- und Gruppentherapien, Sporttherapie, Unterstützung bei der Säuglingspflege und gegebenenfalls Medikation. Zudem wird die Medikation überwacht, insbesondere, wenn du dein Kind stillst.

Die Entscheidung für oder gegen eine stationäre Aufnahme sollte sorgfältig und nach Möglichkeit in Absprache mit dir getroffen werden, wobei deine sozialen und psychischen Umstände berücksichtigt werden müssen. Ziel ist, eine Balance zu finden, die sowohl deine Bedürfnisse als auch die des Kindes einbezieht und die bestmögliche Unterstützung in deiner spezifischen Situation bietet.

Verfahren der ambulanten Psychotherapie

In Deutschland sind im Rahmen der gesetzlichen Krankenversicherung vier therapeutische Verfahren als Richtlinienverfahren anerkannt: die Analytische Psychotherapie, die Systemische Therapie, die Tiefenpsychologisch fundierte Psychotherapie und die Verhaltenstherapie. Diese vier Verfahren bieten unterschiedliche Ansätze und Methoden, um eine Vielzahl von psychischen Störungen und Problemen zu behandeln. Die Wahl des geeigneten Verfahrens hängt von deinen individuellen Bedürfnissen und der spezifischen Problematik ab.

Analytische Psychotherapie

Die Analytische Psychotherapie nimmt an, dass Krankheitssymptome durch konflikthafte unbewusste Verarbeitung von frühen oder später im Leben erworbenen Lebens- und Beziehungserfahrungen verursacht und aufrechterhalten werden. In der therapeutischen Beziehung zwischen Patient und Therapeut spielt das Erkennen und Bewusstmachen von verdrängten Gefühlen, Erinnerungen und Beziehungsmustern, die gegenwärtig Krankheitssymptome verursachen, eine zentrale Rolle. Dadurch ist es möglich, dein unverständlich erscheinendes Fühlen und Handeln in der therapeutischen Beziehungsarbeit zu verstehen und zu verändern.

Systemische Therapie

Die Systemische Therapie versteht psychische Störungen unter besonderer Berücksichtigung von Beziehungen. Neben der Sicht auf Belastendes stehen die Nutzung deiner eigenen Kompetenzen und Fähigkeiten beziehungsweise der deines Umfeldes im Mittelpunkt. Die Therapie orientiert sich an deinen Aufträgen und Anliegen. Ziel ist es, symptomfördernde Verhaltensweisen, Interaktionsmuster und Bewertungen umzuwandeln und neue, gesundheitsfördernde Lösungsansätze zu entwickeln.

Dein Partner oder andere nahe Bezugspersonen können in die Therapie einbezogen werden. Die Systemische Therapie im Mehrpersonensetting, die dann beispielsweise gemeinsam mit der Kernfamilie oder der erweiterten Familie stattfindet, nutzt die Angehörigen als Ressource für die Behandlung und die Veränderung von bedeutsamen Beziehungen und Interaktionen.

Tiefenpsychologisch fundierte Psychotherapie

Die Tiefenpsychologisch fundierte Psychotherapie sieht deine Krankheitssymptome als Folge von aktuellen Konflikten in Beziehungen oder von nicht bewältigten Beziehungserfahrungen und Konflikten aus früheren Lebensphasen. Diese Konflikte und Erfahrungen können dein späteres Leben bestimmen und psychische Erkrankungen zur Folge haben.

Ziel der Behandlung ist es, die zugrunde liegenden unbewussten Motive und Konflikte der aktuellen Symptome zu erkennen und sich damit auseinanderzusetzen. Du wirst in der Psychotherapie dabei unterstützt, durch Einsichten in die Zusammenhänge und Ursachen der aktuellen Symptome Veränderungen im Erleben oder Verhalten zu erreichen.

Verhaltenstherapie

Die Verhaltenstherapie geht davon aus, dass psychische Beschwerden das Ergebnis von bewussten und nicht bewussten Lernprozessen sind. Zu Beginn der Behandlung wird gemeinsam mit dir erarbeitet, welche Bedingungen deiner Lebensgeschichte und der aktuellen Lebenssituation zur Entstehung und Aufrechterhaltung der psychischen Symptomatik beigetragen haben und weiter wirksam sind. Auf dieser Grundlage werden gemeinsam die Therapieziele und der Behandlungsplan festgelegt.

In der Verhaltenstherapie wirst du zur aktiven Veränderung deines Handelns, Denkens und Fühlens motiviert und angeleitet. Dabei werden deine bereits vorhandenen Stärken und Fähigkeiten herausgearbeitet und für den Veränderungsprozess nutzbar gemacht.

Wer macht was?

In Deutschland gibt es verschiedene Berufsgruppen, die sich mit der psychischen Gesundheit befassen, darunter Psychiater, Psychotherapeuten, Psychologen und Heilpraktiker für Psychotherapie. Jede dieser Gruppen hat ihre eigenen Qualifikationen, Schwerpunkte und Behandlungsansätze.

Psychiater

Ein Psychiater ist ein Mediziner, der sich auf die Diagnose, Behandlung und Prävention von psychischen Erkrankungen spezialisiert hat. Er darf Medikamente verschreiben und kann auch körperliche Untersuchungen und Labortests durchführen, um körperliche Ursachen von psychischen Problemen auszuschließen.

Psychotherapeut

Der Begriff »Psychotherapeut« ist in Deutschland ein geschützter Titel, der sowohl für psychologische Psychotherapeuten als auch für ärztliche Psychotherapeuten verwendet wird. Psychologische Psychotherapeuten haben in der Regel ein abgeschlossenes Psychologiestudium und eine zusätzliche mehrjährige Ausbildung in Psychotherapie. Psychotherapeuten wenden verschiedene Therapieverfahren an, um psychische Störungen zu behandeln, verschreiben aber keine Medikamente.

Psychologe

Ein Psychologe hat ein Studium der Psychologie absolviert, das nicht zwangsläufig eine klinische Ausrichtung haben muss. Psychologen sind in verschiedenen Bereichen tätig, darunter Forschung, Beratung und Diagnostik. Klinische Psychologen dürfen keine Psychotherapie durchführen.

Heilpraktiker für Psychotherapie

Heilpraktiker für Psychotherapie haben keine medizinische oder psychologische Ausbildung, sondern eine Prüfung beim Gesundheitsamt abgelegt. Ihre Ausbildung und Methoden können sehr unterschiedlich sein und sind nicht so streng reguliert wie die der oben genannten Berufsgruppen. Heilpraktiker für Psychotherapie bieten oft alternative oder ergänzende Therapieansätze an.

Zusammenfassend lässt sich sagen, dass Psychiater medizinisch ausgebildet sind und Medikamente verschreiben können, während Psychotherapeuten sich auf Gesprächstherapien konzentrieren. Psychologen haben ein breites Psychologiefachwissen, benötigen aber eine zusätzliche Qualifikation für therapeutische Tätigkeiten. Heilpraktiker für Psychotherapie bieten alternative Behandlungsansätze, haben aber eine weniger umfassende Ausbildung. Die gesetzlichen sowie die meisten privaten Krankenkassen übernehmen nur die Kosten für einen ärztlichen oder psychologischen Psychotherapeuten bzw. Psychiater.

Für den Gang zum Psychiater und Psychotherapeuten / psychotherapeutisch tätigen Arzt brauchst du keine Überweisung!

Einzel- oder Gruppentherapie?

Einzel- und Gruppenpsychotherapie sind zwei unterschiedliche Ansätze in der psychotherapeutischen Behandlung, die jeweils spezifische Vorteile bieten.

Einzeltherapie

- **Individuelle Aufmerksamkeit des Therapeuten:** Dies ermöglicht eine tiefgehende Auseinandersetzung mit persönlichen Themen.
- **Maßgeschneiderte Behandlung:** Die Therapie kann speziell auf deine Bedürfnisse, Probleme und Ziele zugeschnitten werden.
- **Privatsphäre und Vertraulichkeit:** Einzeltherapie bietet einen privaten Rahmen, in dem du dich möglicherweise freier fühlst, persönliche und sensible Themen zu besprechen.

Gruppentherapie

- **Gemeinschaft und Unterstützung:** Gruppentherapie bietet die Möglichkeit, sich mit anderen zu identifizieren und von ihnen zu lernen. Das Gefühl, nicht allein zu sein, kann sehr unterstützend sein.
- **Interaktion und Feedback:** In der Gruppe kannst du direktes Feedback und unterschiedliche Perspektiven von anderen Gruppenmitgliedern erhalten.
- **Soziale Fähigkeiten:** Gruppentherapie bietet eine Plattform, um deine sozialen Fähigkeiten wie Kommunikation und zwischenmenschliche Interaktion zu üben und zu verbessern.
- **Kosteneffizienz:** Gruppentherapie kann kosteneffizienter sein, da die Kosten auf mehrere Personen verteilt werden.

Beide Formen der Psychotherapie haben ihre Berechtigung und können je nach Art der psychischen Störung, persönlichen Vorlieben und therapeutischen Ziele geeignet sein. Manche Menschen profitieren von der intensiven, individuellen Arbeit in der Einzeltherapie, während andere die dynamische und unterstützende Umgebung der Gruppentherapie bevorzugen. In manchen Fällen kann auch eine Kombination beider Therapieformen sinnvoll sein. Hierzu wirst du im Rahmen des Erstgesprächs beim Psychotherapeuten beraten.

Psychotherapeuten bieten (leider selten) aufsuchende Arbeit an, das heißt, sie kommen zur Behandlung zu dir nach Hause, was insbesondere bei körperlichen Einschränkungen nach der Geburt sinnvoll ist. Auch gibt es die Möglichkeit zur Videotherapie.

Medikamente

Die Medikation mit Psychopharmaka nach der Geburt und während der Stillzeit erfordert eine sorgfältige Abwägung und fachkundige Beratung durch einen Psychiater. Die Einnahme von Psychopharmaka (wie Antidepressiva) kann ein wichtiger Schritt zur Behandlung postpartaler Erkrankungen sein. Auch das Absetzen von Psychopharmaka während einer (erneuten) Schwangerschaft und in der Stillzeit ist in der Regel nicht notwendig, da eine stabile psychische Gesundheit für dein Wohl und das des Kindes entscheidend ist.

Medikation mit Psychopharmaka

- **Mögliche Medikamentenumstellung:** Abhängig von der Art der Medikation kann eine Umstellung auf andere Medikamente notwendig sein. Dies sollte immer in Absprache mit einem Facharzt erfolgen.
- **Risikobewertung der Medikamente:** Spezifische Informationen zur Sicherheit und Risikobewertung von Medikamenten während der Schwangerschaft und Stillzeit kannst du auf Plattformen wie **www.embryotox.de** einsehen oder direkt beim behandelnden Psychiater erfragen.

- **Kommunikation mit Fachärzten:** Wenn du Psychopharmaka einnimmst und (wieder) schwanger bist, informiere umgehend deinen behandelnden Gynäkologen, und suche schnellstmöglich einen Psychiater auf, um das Medikament und die Dosierungen zu besprechen. Entscheidungen wie das Absetzen der Medikation solltest du niemals eigenständig, sondern immer in Absprache mit einem Facharzt treffen.

Allgemeine Handlungsempfehlungen

- **So viel Medikation wie nötig, so wenig wie möglich:** Ziel ist es, die für deine psychische Stabilität notwendige Medikation zu verwenden, aber gleichzeitig die Dosis so gering wie möglich zu halten.
- **Monotherapie bevorzugen:** Wenn möglich, sollte eine Monotherapie, also die Behandlung mit nur einem Präparat, angestrebt werden.
- **Regelmäßige Überprüfung der Medikation:** Die Medikation und ihre Dosierungen sollten regelmäßig, oft mittels Blutkontrollen, überprüft werden.
- **Besondere Überlegungen bei schweren Erkrankungen:** Leidest du unter schweren Depressionen und Psychosen, ist die regelmäßige Einnahme entsprechender Psychopharmaka unverzichtbar. Die richtige Dosierung sollte gegebenenfalls von deinen Angehörigen überwacht werden, und die Medikation muss von einem erfahrenen Facharzt (Psychiater) verordnet werden.

Stillen und Psychopharmaka

Für Mütter, die stillen möchten, gibt es mittlerweile Medikamente, die damit vereinbar sind. Eine engmaschige Kontrolle von Mutter und Kind kann jedoch erforderlich sein. Nimm die verordnete Medikation vorschriftsmäßig ein und setze sie nicht ohne ärztliche Rücksprache ab.

Auch wenn deine Krankheitsanzeichen abklingen, ist eine Fortführung der Medikation über einen gewissen Zeitraum – meist sechs Monate – erforderlich, um einen Rückfall zu vermeiden. Danach solltest du das Präparat nach Rücksprache mit dem behandelnden Arzt vorsichtig reduzieren.

Alternative Methoden: Yoga und Co.

Alternative Behandlungsmethoden wie Yoga und Meditation haben in der Unterstützung der psychischen Gesundheit durchaus ihren Platz. Sie können für dich wertvolle Werkzeuge sein, um Stress zu reduzieren, Achtsamkeit zu fördern und dein allgemeines Wohlbefinden zu verbessern.

Dennoch sind solche alternativen Methoden nicht als Ersatz für professionelle medizinische oder psychotherapeutische Behandlungen bei ernsthaften psychischen Erkrankungen anzusehen. Psychische Erkrankungen erfordern eine professionelle Behandlung, die oft eine Kombination aus Psychotherapie und möglicherweise Medikation umfasst.

Wenn du dir unsicher bist, ob du an einer behandlungsbedürftigen psychischen Erkrankung leidest, ist es entscheidend, dies von einem qualifizierten Psychotherapeuten oder einem anderen Facharzt beurteilen zu lassen. Sie können eine fundierte Diagnose stellen und einen geeigneten Behandlungsplan empfehlen.

Es gibt sicherlich viele Kurse und Angebote im Bereich der alternativen Behandlungsmethoden. Bei der Auswahl solcher Angebote ist jedoch Vorsicht geboten. Seriöse Therapeuten und Anbieter machen keine Heilversprechen und verlangen keine unangemessen hohen Summen.

Unterstützende Methoden für mehr Gelassenheit

- Achtsamkeitsbasierte Therapien für Stressabbau und emotionales Gleichgewicht
- Yoga und sanfte Bewegung
- Ernährung
- Lichttherapie, besonders bei saisonal bedingten Stimmungsschwankungen
- Kunst- und Musiktherapie
- Aromatherapie
- Schlafmanagement
- Naturheilkundliche Ansätze (nach ärztlicher Absprache)
- Selbsthilfeliteratur und Online-Ressourcen

Psychische Vorerkrankung

Wenn du in deinem Leben bereits psychisch erkrankt warst und nun schwanger bist oder im Wochenbett, gibt es einige hilfreiche Schritte, die du unternehmen kannst, um dich auf die Zeit während und nach der Schwangerschaft vorzubereiten.

- **Erstelle einen Notfallplan:** Hilfreich ist, im Voraus einen Plan zu haben, falls du während der Schwangerschaft oder nach der Geburt akute psychische Probleme erlebst. Überlege dir, wer deine Ansprechpartner sind und welche Schritte du im Notfall unternehmen solltest.
- **Informiere alle Behandler:** Alle deine medizinischen Betreuer, einschließlich deines Gynäkologen und Psychotherapeuten, müssen über deine Schwangerschaft und deine psychische Vorgeschichte informiert sein. Sie können dir helfen, einen geeigneten Behandlungsplan zu erstellen.
- **Vereinbare »Zeichen«:** Besprich mit deinen Behandlern und Angehörigen, ab welchen Anzeichen du zusätzliche Hilfe benötigst. Dies kann dir helfen,

frühzeitig Unterstützung zu bekommen, wenn du sie brauchst.

- **Medikation besprechen:** Wenn du Medikamente nimmst, besprich mit deinem Arzt, wie sie deine Schwangerschaft und eine mögliche Stillzeit beeinflussen können. So findet ihr eine Balance zwischen deiner psychischen Gesundheit und der Sicherheit für dein Baby.

Sich mit einer psychischen Erkrankung manchmal allein zu fühlen, ist normal – aber du bist nicht allein. Viele Frauen sind von psychischen Erkrankungen betroffen. Ein verbreiteter Irrglaube ist, dass du mit einer psychischen Erkrankung keine gute Mutter sein kannst. Achte darauf, dass du stabil bist und deine Erkrankung gut eingestellt ist, bevor du deinen Kinderwunsch realisierst.

Die Forschungslage zu psychischen Störungen in Verbindung mit Schwangerschaft und Geburt ist nicht eindeutig. Die Störungen können sich verbessern, verschlechtern oder unverändert bleiben. Entscheidend ist, dass du während der Schwangerschaft und nach der Geburt engmaschig begleitet wirst und bei Bedarf eine Therapie beginnst oder fortsetzt.

Schluss: Der Zug des Lebens

Liebe Mama,

wir nähern uns nun dem Ende dieses Buches und damit auch dem Abschluss einer großen Etappe deiner Reise in die Mutterschaft – dem Wochenbett. Diese Zeit war vielleicht eine der intensivsten und herausforderndsten in deinem Leben: voller neuer Erfahrungen, Emotionen und Lektionen. Zeit also für ein Resümee. Dafür lade ich dich auf eine kleine Reflexion, eine Gedankenreise ein.

Stell dir vor, das Leben ist eine Zugfahrt, bei der du die Zugführerin deines eigenen Lebenszuges bist. Dein Wochenbett ist dabei eine besondere Zeit. Der Zug wird kurzzeitig langsamer, um dir die Möglichkeit zu geben, dich auf die vielen Veränderungen einzustellen.

Dein Lebenszug durchfährt jetzt eine einzigartige Landschaft – du erfährst Heilung, Wachstum und intensive emotionale Erfahrungen. Ruhe, Anpassung und der Aufbau neuer Routinen stehen im Vordergrund. Es gibt aber sicher auch ruckelige Strecken und das ein oder andere Schlagloch. Das hilft dir zu lernen, gut für dich selbst zu sorgen und auf deine Bedürfnisse zu achten.

Neue Passagiere steigen in deinen Zug ein – dein Baby, Hebammen, Ärzte oder andere Mütter, die du während dieser Zeit triffst. Gleichzeitig könnten einige Passagiere, wie Freunde oder Kollegen, vorübergehend aussteigen, da sich deine Prioritäten und Verfügbarkeiten ändern.

Du kannst jetzt lernen, Veränderungen in deinem Leben und deinen Beziehungen zu akzeptieren, die notwendig sind, um als Mutter voranzukommen.

Diese besondere Phase deiner Lebensreise bietet dir die Möglichkeit zur Selbstreflexion. Du kannst darüber nachdenken, wie du dich als Mutter entwickelst und wie diese Rolle deine Identität und deine Beziehungen beeinflusst.

Das Wochenbett ist somit ein transformativer Abschnitt deiner Lebensreise. Es ist eine Zeit, in der du nicht nur dein Baby willkommen heißt, sondern auch eine neue Version von dir selbst entdeckst. Wie bei jeder Zugfahrt geht es darum, die Landschaft zu genießen, aus den Begegnungen zu lernen und bereit zu sein, wenn der Zug wieder Fahrt aufnimmt und dich zu neuen Abenteuern führt.

Ich wünsche mir, dass du aus diesem Buch mitnimmst:

- Erkenne, dass das Wochenbett eine Zeit des Übergangs ist. Es ist normal, sich manchmal überfordert oder unsicher zu fühlen.
- Selbstfürsorge ist kein Luxus, sondern eine Notwendigkeit.
- Kommunikation ist der Schlüssel. Sprich offen über deine Gefühle und Bedürfnisse mit deinem Partner, deiner Familie und deinen Freunden. Sie sind deine Unterstützungssäulen.
- Gib dir selbst die Erlaubnis, Unterstützung anzunehmen. Es ist in Ordnung, um Hilfe zu bitten, sei es bei der Kinderbetreuung oder im Haushalt.
- Vor allem: Es ist normal, dass nicht alles perfekt läuft. Sei nachsichtig mit dir selbst, und akzeptiere, dass Mutterschaft ein Lernprozess ist.

Das Wochenbett ist nur der Anfang deiner Reise als Mutter. Du wirst viel über dich selbst lernen. Nimm dir die Zeit, um jeden Moment zu schätzen, und sei stolz auf den Weg, den du bereits zurückgelegt hast. Du machst das großartig!

Die Reise der Mutterschaft ist lang und voller weiterer Abenteuer und Herausforderungen. Aber du bist jetzt besser darauf vorbereitet, sie zu meistern. Du hast gelernt, flexibel zu sein, dich anzupassen und über dich hinauszuwachsen.

Betrachte die Zukunft mit Zuversicht und Freude. Es wird Tage geben, an denen du dich unsicher fühlst, aber es wird auch unzählige Momente des Glücks und der Erfüllung geben. Du bist nicht allein auf dieser Reise. Du hast eine Gemeinschaft von Müttern, die diesen Weg mit dir teilen, und dieses Buch wird immer hier sein, um dich zu unterstützen und zu leiten.

Du darfst stolz und zuversichtlich sein. Du bist eine wunderbare Mutter, und deine Reise hat gerade erst begonnen. Glaube daran, dass du alles bewältigen kannst, was das Leben als Mutter dir entgegenbringt.

Mit Liebe und Unterstützung

Lea

Anhang

Hier erfährst du:

- wie du einen Therapieplatz findest,
- was du bei Notfällen tun kannst,
- wo du Informationen für weiterführende Unterstützung bekommst und wo du noch mehr zum Thema lesen kannst.

Wie finde ich einen Therapieplatz?

Kassenärztliche Vereinigung

Frage bei der Kassenärztlichen Vereinigung nach deiner regionalen Terminservicestelle. Sie hat die Aufgabe, Patienten innerhalb von vier Wochen einen Termin für ein Erstgespräch bei einem Psychotherapeuten zu vermitteln.

- Kassenärztliche Vereinigung
  116117

Achtung: Erstgespräch heißt nicht Therapieplatz!

Du kannst beim Erstgespräch in dringenden Fällen einen Vermittlungscode für eine Akutbehandlung bekommen. Dafür ist es nicht erforderlich, dass du auf einen regulären Therapieplatz wartest. Die Akutbehandlung ist in der Regel auf eine bestimmte Anzahl von Sitzungen begrenzt und dient der Überbrückung, bis ein regulärer Therapieplatz verfügbar ist oder die Krise abgeklungen ist.
Verfügbare Akutplätze findest du unter:
www.eterminservice.de/terminservice oder du rufst direkt bei der 116117 (Kassenärztliche Vereinigung) an.

Psychotherapeutensuchmaschinen

- Bundespsychotherapeutenkammer
  www.bptk.de/service/therapeutensuche
- Deutsche Psychotherapeutenvereinigung
  www.dptv.de/psychotherapie/psychotherapeutensuche/
- Weitere Suchmaschinen
  https://www.therapie.de/therapeutensuche/
  https://psych-info.de/homepage/

Direkter Kontakt zu Praxen

Psychotherapeuten müssen ihre Sprechzeiten auf ihrer Praxiswebseite oder den genannten Therapeutensuchmaschinen ausschreiben. Zu diesen Zeiten müssen sie erreichbar sein. Falls du den Anrufbeantworter erreichst: Hinterlasse eine Nachricht. Hat der Therapeut keinen freien Platz, lass dich auf die Warteliste setzen. Bleibe auf jeden Fall hartnäckig und rufe in regelmäßigen Abständen an. Führe bestenfalls ein Telefonprotokoll.

Spezialtipp: Selektivverträge in privaten Praxen

Private Praxen können nicht über die gesetzlichen Kassen abrechnen. Du kannst ihre Leistungen in Anspruch nehmen, wenn du privat versichert bist oder die Kosten selbst tragen kannst. Es gibt allerdings eine Ausnahme. Die gesetzlichen Krankenkassen müssen eine flächendeckende, bedarfsgerechte und wohnortnahe Versorgung gewährleisten. Wenn du trotz angemessener Suche nur nach unzumutbar langer Wartezeit einen Therapieplatz findest, erfüllt deine gesetzliche Krankenversicherung ihren Auftrag nicht. In solchen Fällen hast du das Recht, dir über das Kostenerstattungsverfahren die notwendige Leistung selbst zu beschaffen.
Private Praxen haben manchmal Selektivverträge mit speziellen Kassen, sie dürfen also Leistungen außerhalb der Regelversorgung anbieten. Informiere dich bei deiner Krankenkasse oder frage bei der privaten Praxis nach.

Hausarzt oder Facharzt

Frag nach Kooperationen mit Psychotherapeuten/Psychiatern in der Umgebung. Dein Hausarzt oder Facharzt kann zumindest eine erste Einschätzung liefern und kennt dich in der Regel schon länger.

Kooperationen des Arbeitgebers / Online-Therapien

Diese Kooperationen zielen darauf ab, den Mitarbeitern einen leichteren Zugang zu psychotherapeutischen Dienstleistungen zu ermöglichen, oft durch digitale Plattformen. Arbeitgeber können auch Partnerschaften mit Online-Therapieanbietern eingehen, um ihren Mitarbeitern Zugang zu lizenzierten Psychotherapeuten über das Internet zu ermöglichen. Dies kann video-, telefon- oder textbasierte Therapiesitzungen umfassen. Einige diese Angebote gelten neben dem Mitarbeiter auch für Kinder oder (Ehe-)Partner.

Krankenkassen

Deine Krankenkasse kann dir eine Liste der Psychotherapeuten in deinem Umfeld erstellen sowie Informationen zu Selektivverträgen und gelegentlich auch freien Kapazitäten anbieten. Dafür brauchst du nichts zu deinen Symptomen zu sagen.

Ausbildungsambulanzen / Ausbildungsinstitute

Da Ausbildungsambulanzen für angehende Psychotherapeuten dazu dienen, Auszubildenden praktische Erfahrungen zu ermöglichen, gibt es oft eine größere Anzahl von Therapeuten in Ausbildung, die bereit sind, Patienten zu sehen.

Spezialtipp

Wenn das alles nicht klappt, kommt hier mein absoluter Geheimtipp. Einige Kassenärztliche Vereinigungen geben ein Magazin oder einen Newsletter heraus (etwa Brandenburg – KVIntern), in dem alle Kollegen aufgelistet sind, die frisch eine Praxis gründen. Sie haben oft noch freie Kapazitäten. Hier lohnt sich ein Anruf besonders!

Eine vertrauensvolle Beziehung zum Therapeuten ist das A und O. Wenn du dich nicht wohlfühlst, darfst du das offen ansprechen. Auch wenn die Suche mühselig war, in den allermeisten Fällen gilt: Lieber auf den richtigen Therapeuten warten, statt sich mit einem unguten Gefühl zu quälen.

Österreich

Um in Österreich einen kassenfinanzierten Therapieplatz zu finden, suche den direkten Kontakt mit Therapeuten, per E-Mail oder Anruf, um Verfügbarkeit und Terminabsprache zu klären. Lass dich auf die Warteliste bei Therapeuten in deinem Bezirk setzen. Studierende zahlen reduzierte Gebühren.

Therapeutensuche und weitere Informationen:
- Österreichischer Bundesverband für Psychotherapie
  www.psychotherapie.at
- Landesverband für Psychotherapie (für Wien)
  www.psychotherapie-wlp.at
- Wiener Gesellschaft für psychotherapeutische Versorgung
  www.wgpv.at

Schweiz

Vereinbare ein Erstgespräch mit deinem Hausarzt oder wende dich direkt an einen Therapeuten. Du kannst auch deine Krankenkasse um Unterstützung bitten. Wartezeiten sind üblich, deshalb brauchst du ein wenig Geduld. Ziehe eventuell private Therapeuten oder öffentliche Dienste in Betracht, kläre die Kostenübernahme durch die Krankenkasse, und erkunde Selbstzahleroptionen, wenn das für dich möglich ist.

Therapeutensuche:
- Föderation der Schweizer Psychologinnen und Psychologen
  www.psychologie.ch/de/psyfinder

Notfälle

- Kassenärztlicher Bereitschaftsdienst
  116117

Unter dieser Nummer erhältst du rund um die Uhr in dringenden Fällen kompetenten ärztlichen Rat. Du sprichst mit einem Beratungsarzt, der entscheidet, ob ein Hausbesuch notwendig ist oder der Rettungswagen alarmiert werden muss.

- Notruf
  112

Suizidgedanken

Wenn du im Wochenbett Suizidgedanken hast oder Gedanken, deinem Baby etwas anzutun, suche unbedingt sofort Hilfe.

Hier sind Schritte, die du unternehmen kannst:

- **Sprich sofort mit jemandem:** Wende dich an einen vertrauten Angehörigen, Freund oder deinen Partner und teile deine Gefühle und Gedanken.
- **Kontaktiere deinen Arzt oder Therapeuten:** Sie können dir helfen, die notwendige medizinische und psychologische Unterstützung zu erhalten.
- **Sichere Umgebung schaffen:** Wenn möglich, bitte jemanden, bei dir und deinem Baby zu bleiben, bis du professionelle Hilfe erhältst.
- **Professionelle Hilfe suchen:** So kannst du die zugrunde liegenden Ursachen deiner Gefühle adressieren und Strategien zur Bewältigung lernen.
- **Notfallnummern nutzen:** In akuten Krisensituationen solltest du nicht zögern, die Notrufnummer 112 anzurufen oder dich an die nächstgelegene Notaufnahme zu wenden. Es gibt auch spezielle Krisendienste und Hotlines, die rund um die Uhr erreichbar sind.

Krisendienste

Deutschland

- Eine Erste-Hilfe-Adressenliste findest du hier:
  www.deutsche-depressionshilfe.de/depression-infos-und-hilfe/wo-finde-ich-hilfe

Die Telefonseelsorge ist rund um die Uhr, anonym und kostenfrei für dich da und auch darüber informiert, an welche Einrichtungen du dich bei Suizidalität wenden kannst.

- Telefonseelsorge:
  0800 111 0 111 oder **0800 111 0 222**
  www.telefonseelsorge.de

Österreich

- Telefonseelsorge
  142
- Der Sozialpsychiatrische Notdienst ist über die örtliche Gesundheitsbehörde oder das örtliche Krankenhaus erreichbar.

Schweiz

- Die Dargebotene Hand (Telefonseelsorge)
  143
- 24-h-Elternnotruf (Schweizerischer Verein Elternnotruf)
  0848 35 45 55
- Bundesamt für Gesundheit (Informationen über psychiatrische Dienste und Kliniken)
  www.bag.admin.ch

Häusliche Gewalt

Häusliche Gewalt tritt oft erstmals oder verstärkt während der Schwangerschaft und nach der Geburt eines Kindes auf. Die Verantwortung liegt immer allein bei der Person, die Gewalt ausübt. Dabei ist Gewalt nicht nur physischer Natur, sondern umfasst viele verschiedene Erscheinungsformen, darunter übermäßige Kontrolle, Druckausübung und verbale Aggression.

Ein Warnzeichen kann das eigene Gefühl in Gegenwart der Person sein. Hast du häufig Angst oder fühlst dich unsicher oder bedroht? Dann ist es wichtig zu handeln. Unterstützung gibt es bei Frauenberatungsstellen vor Ort oder beim Hilfetelefon Gewalt gegen Frauen (auch online).

Deutschland

- Hilfetelefon Gewalt gegen Frauen
  08000 116 016
  www.hilfetelefon.de/no_cache/das-hilfetelefon/beratung/online-beratung.html
- In akuten Notfällen kannst du die Polizei kontaktieren oder ein Frauenhaus.

Österreich

- Frauen-Helpline gegen Gewalt (kostenlos und anonym)
  www.frauenhelpline.at

Schweiz

- Eidgenössisches Büro zur Gleichstellung von Mann und Frau (Übersicht über Beratungsstellen)
  www.ebg.admin.ch/de/hilfe-erhalten-bei-gewalt

Ressourcen für weiterführende Unterstützung

Beratungsstellen

Hier findest du einige Beispiele für Beratungsstellen. Sie werden von ausgebildeten Fachleuten wie Psychologen, Sozialarbeitern oder Therapeuten geleitet und sind strukturierte Einrichtungen, die eine Vielzahl von Unterstützungsmöglichkeiten anbieten und ebenfalls kostenlos sind. Sie helfen bei spezifischen Problemen wie Erziehungsfragen, Beziehungsproblemen, psychischen Erkrankungen oder Krisenintervention. Alle Beraterinnen stehen unter Schweigepflicht.

Deutschland

- Arbeiterwohlfahrt (AWO)
  https://awo.org
- Deutscher Caritasverband
  https://www.caritas.de
- Deutsches Rotes Kreuz
  https://www.drk.de
- Diakonie
  https://www.diakonie.de
- Nationales Zentrum Frühe Hilfen
  www.elternsein.info
- Weitere Infos zu den Frühen Hilfen
  https://familienportal.de/familienportal/lebenslagen/schwangerschaft-geburt/fruehe-hilfen
- Der Paritätische
  www.der-paritaetische.de
- Pro Familia
  https://www.profamilia.de

Falls es noch anonymer sein soll, gibt es oft eine Chatfunktion.

- Elterntelefon
  0800-111 0 550
  https://eltern.bke-beratung.de/views/home/index.html

Zu Mutter-Kind-Kuren beraten:

- Arbeitsgemeinschaft Eltern & Kind Kliniken
  https://www.mutter-kind.de
- Müttergenesungswerk
  www.muettergenesungswerk.de

Österreich

- Bundesministerium für Frauen, Familie und Jugend (Informationen zu Familienberatungsstellen)
  www.frauen-familien-jugend.bka.gv.at/familie/familienberatung
- Österreichische Gesellschaft für psychosoziale Gesundheit (Informationen zu psychosozialen Beratungsstellen)
  www.oepgk.at
- Österreichische Liga für Kinder- und Jugendgesundheit (Stillberatungszentren)
  www.kinderjugendgesundheit.at
- Pro Juventute (Unterstützung für Kinder, Jugendliche und Eltern in verschiedenen Lebensbereichen)
  www.projuventute.at

Schweiz

- Beratungsstelle für Familienplanung, Schwangerschaft und Sexualität
  www.sexuelle-gesundheit.ch
- Pro Juventute
  www.projuventute.ch

Hebammensuche

Deutschland

- Ammely – Vermittlungsplattform des Deutschen Hebammenverbandes
  www.ammely.de/?page=Root&language=de
- Bund freiberuflicher Hebammen Deutschlands e. V.
  www.bfhd.de
- Hebammenliste der gesetzlichen Krankenversicherung
  www.gkv-spitzenverband.de/service/hebammenliste/hebammenliste.jsp
- Videoberatung (in der Regel Kassenleistung)
  www.ammely.de/videoberatung?page=LandingVideo&language=de

> **Keine Hebamme gefunden?**
>
> Hier ein paar Ideen, wo du suchen und nachfragen kannst: Gynäkologe, Allgemeinarzt, Krankenkasse, Hebammengruppen in sozialen Netzwerken, regionale Hebammenlisten (etwa beim Gesundheitsamt, in Berlin und Hamburg gibt es digitale Listen), Hebammenpraxen und Geburtshäuser anrufen/anschreiben, Geburtskliniken, Familienberatungsstellen.

Österreich

- Österreichisches Hebammengremium
  https://www.hebammen.at/eltern/hebammensuche/

Darüber hinaus bieten viele Krankenkassen in Österreich eine Liste von Hebammen an, die von ihnen anerkannt sind und Leistungen übernehmen.

Schweiz

- **www.hebammensuche.ch**

Selbsthilfegruppen postpartale Erkrankungen

Deutschland

- Schatten und Licht e. V.
  www.schatten-und-licht.de
- Selbsthilfegruppe Bonn
  www.shg-ppd-bonn.de
- Selbsthilfegruppe Frankfurt
  www.bluessisters-frankfurt.de
- Netzwerk Hannover
  www.krise-geburt.de
- Selbsthilfegruppe Heidelberg
  www.zwickmuehle.uni-hd.de

- Selbsthilfegruppe Landshut
  www.shg-ppd-landshut.de
- Selbsthilfegruppe Murnau
  www.sonnenspur.de

Österreich

- Selbsthilfegruppe Wien
  www.nanaya.at/austauschgruppe-mutterglueck-mutterglueck

Schweiz

- Postpartale Depression Schweiz
  www.postpartale-depression.ch

Ehrenamtliche Unterstützung

Dazu zählt beispielsweise das Netzwerk Familienpaten. Die ehrenamtlich Tätigen übernehmen für Kinder von bis zu drei Jahren Tätigkeiten wie Vorlesen, Ausflüge oder betreuen ältere Geschwisterkinder bei den Hausaufgaben, um belasteten Eltern eine kleine Auszeit zu verschaffen. Der Vorteil: Es ist absolut planbar und vor allem für Familien, deren Eltern nicht in der Nähe leben, eine große Hilfe. Die Unterstützung ist auf zwei bis vier Stunden in der Woche ausgelegt. Im Unterschied zu Haushaltshilfen erledigen sie keine Hausarbeiten, haben aber ein offenes Ohr für Sorgen und Nöte von jungen Eltern.

- Netzwerk Familienpaten
  www.elternsein.info/fruehe-hilfen/was-sind-fruehe-hilfen/familienpatenschaften/
- Arbeitsgemeinschaft Freier Stillgruppen (AFS)
  www.afs-stillen.de
- Bärenstark im Leben
  https://baerenstark-im-leben.com/
- Bundesverband der Angehörigen psychisch Kranker (Telefonberatung)
  www.bapk.de/angebote/seelefon.html

- Känguru (Berlin)
  www.diakonie-portal.de/themen/ehrenamt-freiwilligendienste/ehrenamt-und-engagement
- Wellcome
  www.wellcome-online.de

Weiterführende Links

- Arbeitskreis Frauengesundheit
  www.akf-info.de
- Bundesinitiative Ambulante Psychiatrische Pflege e. V.
  www.bapp.info
- Das Kaiserschnitt-Netzwerk
  www.kaiserschnitt-netzwerk.de
- Depressionsforum
  www.depression-diskussion.de
- Deutsche Familienstiftung
  www.wikifamilia.de
- Deutsche Gesellschaft für psychosomatische Frauenheilkunde und Geburtshilfe
  www.dgpfg.de
- Embryotox (Infos zu Medikamenten in Schwangerschaft und Stillzeit)
  www.embryotox.de
- Emotionelle Erste Hilfe
  www.eeh-deutschland.de
- Familienstiftung Fulda
  www.familienschule-fulda.de
- Forum zum Thema Fehlgeburt
  www.fehlgeburt.info
- Frauengesundheit Familien Zukunft e. V. (Initiative zur Prävention peripartaler psychischer Erkrankungen)
  www.fgfz-online.de

- Haushaltshilfe mit Herz (bundesweite Haushaltshilfen)
  www.haushaltshilfe-mit-herz.de
- Hochsensibilität
  www.ifhs.ch
- Hope's Angel (Begleitung von Familien beim Frühtod ihres Kindes)
  www.hopesangel.com
- Hormonselbsthilfe (natürliche Selbsthilfe bei Hormonstörungen)
  www.hormonselbsthilfe.de
- Initiative Regenbogen (Selbsthilfe-Organisation zu Fehl-, Früh- oder Totgeburten)
  www.initiative-regenbogen.de
- Krisendienste Bayern
  www.krisendienst-psychiatrie.de
- Marcé-Gesellschaft für Peripartale Psychische Erkrankungen e. V.
  www.marce-gesellschaft.de
- Mother Hood e. V. (Elterninitiative zur sicheren Geburt)
  www.mother-hood.de
- Netz und Boden (Initiative für Kinder psychisch kranker Eltern
  www.netz-und-boden.de
- Netzwerk zur Geburt nach Kaiserschnitt (Kurse und Informationen)
  www.geburt-nach-kaiserschnitt.de
- Onmeda Gesundheitsportal – Schwangerschaft und Geburt
  www.onmeda.de
- Psychic.de (Ratgeber und Forum zu psychischen Störungen)
  www.psychic.de
- Reprotox (Medikamentenberatung in Schwangerschaft und Stillzeit)
  www.reprotox.de
- Schreibaby-Ambulanzen
  www.rueckhalt.de
- Schweizerische Konferenz der Mütter- und Väterberatung
  www.muetterberatung.ch

Literatur

Allen, S. M., & Hawkins, A. J. (1999). Maternal gatekeeping: mothers beliefs and bahaviors that inhibit greater father involvement in family work. *Journal of Marriage and the Family*, 61, 199–212. **https://doi.org/10.2307/353894**

Barba-Müller, E., Craddock, S., Carmona, S., & Hoekzema, E. (2019). Brain plasticity in pregnancy and the postpartum period: links to maternal caregiving and mental health. *Archives of Women's Mental Health*, 22(2), 289–299. **https://doi.org/10.1007/s00737-018-0889-z**

Beck-Hiestermann, F. M. L., Hartung, L. K., Richert, N. et al. (2024). Are 6 more accurate than 4? The influence of different modes of delivery on postpartum depression and PTSD. *BMC Pregnancy Childbirth*, 24, 118. **https://doi.org/10.1186/s12884-024-06267-8**

Busch, M. A., Maske, U. E., Ryl, L., Schlack, R., & Hapke, U. (2013). Prävalenz von depressiver Symptomatik und diagnostizierter Depression bei Erwachsenen in Deutschland. *Bundesgesundheitsblatt – Gesundheitsforschung – Gesundheitsschutz*, 56, 733–739. **https://doi:10.1007/s00103-013-1688-3**

Chauhan, G., & Tadi, P. (2022). Physiology, Postpartum Changes. In: *StatPearls.* StatPearls Publishing, Treasure Island (FL); 2022. PMID: 32310364. **https://europepmc.org/article/NBK/nbk555904**

Cook, N., Ayers, S., & Horsch, A. (2018). Maternal posttraumatic stress disorder during the perinatal period and child outcomes: A systematic review. *Journal of Affective Disorders*, 225, 18–31. **https://doi:10.1016/j.jad.2017.07.045**

De Klerk, H. W., Boere, E., van Lunsen, R. H., & Bakker, J. J. (2017). Women's experiences with vaginal examinations during labor in the Netherlands. *Journal of Psychosomatic Obstetrics & Gynecology*, 39, 90–95. **https://doi:10.1080/0167482X.2017.1291623**

Deneke, F. W. (2001). *Psychische Struktur und Gehirn: die Gestaltung subjektiver Wirklichkeiten.* Stuttgart; New York: Schattauer.

Dorn, A., & Mautner, C. (2018). Postpartale Depression. *Der Gynäkologe*, 51, 94–101. **https://doi:10.1007/s00129-017-4183-3**

Fox, M., Siddarth, P., Oughli, H. A., Nguyen, S. A., Milillo, M. M., Aguilar, Y., Ercoli, L., & Lavretsky, H. (2021). Women who breastfeed exhibit cognitive benefits after age 50. *Evolution, medicine, and public health*, 9(1), 322–331. **https://doi.org/10.1093/emph/eoab027**

Garthus-Niegel, S., von Soest, T., Vollrath, M. E., & Eberhard-Gran, M. (2012). The impact of subjective birth experiences on post-traumatic stress symptoms: a longitudinal study. *Archives of Women's Mental Health*, 16, 1–10. **https://doi:10.1007/s00737-012-0301-3**

Gemeinsamer Bundesausschuss. (2019). Richtlinien des Gemeinsamen Bundesausschusses über die ärztliche Betreuung während der Schwangerschaft und nach der Entbindung (»Mutterschafts-Richtlinien«). **www.g-ba.de/downloads/62-492-1829/Mu-RL_2019-03-22_iK_2019-05-28.pdf**

Gottman, J. M., & Gottman, J. S. (2008). Gottman method couple therapy. In A. S. Gurman (Ed.), *Clinical handbook of couple therapy*, 138–164. The Guilford Press.

Hall, P. L., & Wittkowski, A. (2006). An exploration of negative thoughts as a normal phenomenon after childbirth. *Journal of midwifery & women's health*, 51(5), 321–330. **https://doi.org/10.1016/j.jmwh.2006.03.007**

Hoekzema, E., Barba-Müller, E., Pozzobon, C., Picado, M., Lucco, F., García-García, D., Soliva, J. C., Tobeña, A., Desco, M., Crone, E. A., Ballesteros, A., Carmona, S., & Vilarroya, O. (2017). Pregnancy leads to long-lasting changes in human brain structure. *Nature neuroscience*, 20(2), 287–296. **https://doi.org/10.1038/nn.4458**

Servin-Barthet, C., Martínez-García, M., Pretus, C., Paternina-Die, M., Soler, A., Khymenets, O., Pozo, Ó. J., Leuner, B., Vilarroya, O., & Carmona, S. (2023). The transition to motherhood: linking hormones, brain and behaviour. Nature reviews. *Neuroscience*, 24(10), 605–619. **https://doi.org/10.1038/s41583-023-00733-6**

Kleinplatz, P. J., & Ménard, A. D. (2007). Building Blocks Toward Optimal Sexuality: Constructing a Conceptual Model. *The Family Journal*, 15(1), 72–78. **https://doi.org/10.1177/1066480706294126**

Kock, H., & Burgdörfer, H. (2021). Wiederentdecken der Sexualität. Schweizer Paraplegiker Zentrum. **https://community.paraplegie.ch/de/wiki/gesundheit-sexualitaet/wiederentdecken-der-sexualitaet**

Kühner, C. (2016). Psychiatrische Erkrankungen in Schwangerschaft und Stillzeit. *Der Nervenarzt*, 87, 926–936. **https://doi:10.1007/s00115-016-0175-0**

Lampert, T., Kroll, L. E., Hapke, U., & Jacobi, F. (2014). Sozioökonomischer Status und psychische Gesundheit. *Public Health Forum*, 22. **https://doi:10.1016/j.phf.2013.12.014**

Martini, J., Weidner, K., & Hoyer, J. (2008). Angststörungen in der Schwangerschaft und nach der Geburt. *Psychosomatik und Konsiliarpsychiatrie*, 2, 207–215. **https://doi:10.1007/s11800-008-0127-z**

Pantlen, A., & Rohde, A. (2001). Psychische Auswirkungen traumatisch erlebter Entbindungen. *Zentralblatt für Gynäkologie*, 123, 42–47. **https://doi:10.1055/s-2001-12025**

Piotrowski, K., Mikolajczak, M., & Roskam, I. (2023). I should not have had a child: Development and validation of the Parenthood Regret Scale. *Journal of Family Psychology.* Advance online publication. **https://doi.org/10.1037/fam0001158**

PSI – Postpartum Support International (2023). **https://www.postpartum.net/**

Puhlman, J. D., & Pasley, K. (2013). Rethinking maternal gatekeeping. *Journal of Family Theory & Review*, 5, 176–193.

Rachida Ammari et al. (2023). Hormone-mediated neural remodeling orchestrates parenting onset during pregnancy. *Science*, 382, 76–81. **https://doi.org/10.1126/science.adi0576**

Reck, C. (2007). Postpartale Depression: Mögliche Auswirkungen auf die frühe Mutter-Kind-Interaktion und Ansätze zur psychotherapeutischen Behandlung. *Praxis der Kinderpsychologie und Kinderpsychiatrie*, 56, 234–244. **https://doi.org/10.13109/prkk.2007.56.3.234**

Rohde, A., Dorn, A., & Hocke, A. (2017). *Psychosomatik in der Gynäkologie*. 219–240. Stuttgart: Schattauer.

Rosenberg, M. (2016). *Gewaltfreie Kommunikation: Eine Sprache des Lebens*. Paderborn: Junfermann Verlag.

Séjourné, N., Sanchez-Rodriguez, R., Leboullenger, A., & Callahan, S. (2018). Maternal burn-out: an exploratory study. *Journal of reproductive and infant psychology*, 36(3), 276–288. **https://doi.org/10.1080/02646838.2018.1437896**

Trautmann-Villaba, P., & Hain, S. (2023). *Therapie-Tools Peripartalzeit*. Weinheim, Basel: Beltz.

Wiklund, I., Edman, G., Ryding, E. L., & Andolf, E. (2008). Expectation and experiences of childbirth in primiparae with caesarean section. *BJOG*, 115, 324–331. **https://doi.org/10.1111/j.1471-0528.2007.01564.x**

Wimmer-Puchinger, B., & Riecher-Rössler, A. (2006). *Postpartale Depression – Von der Forschung zur Praxis*. Wien: Springer.

World Health Organization (WHO). (2015). WHO Statement on Caesarean Section Rates. **https://apps.who.int/iris/bitstream/handle/10665/161442/WHO_RHR_15.02_eng.pdf;jsessionid=DCB85F203D0190CE17E0D258A7D23FB4?sequence=1**

Zaers, S., Waschke, M., & Ehlert, U. (2008). Depressive symptoms and symptoms of posttraumatic stress disorder in women after childbirth. *Journal of Psychosomatic Obstetrics & Gynaecology*, 29, 61–71. **https://doi.org/10.1080/01674820701804324**